妇产科医生手记

三叶秋◎著

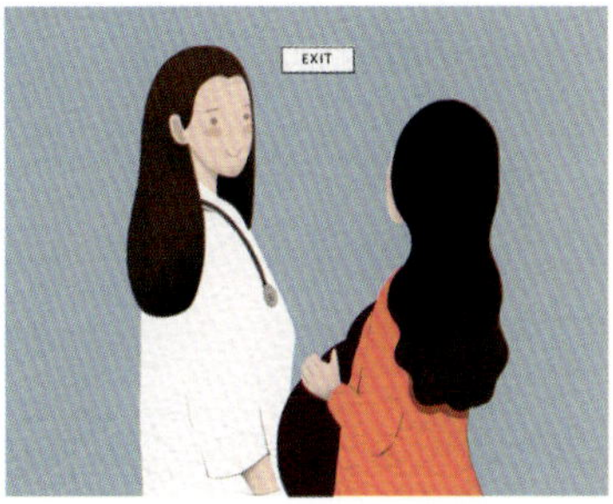

河北科学技术出版社

图书在版编目(CIP)数据

妇产科医生手记 / 三叶秋著 .-- 石家庄 : 河北科学技术出版社 , 2020.7

ISBN 978-7-5717-0233-5

Ⅰ . ①妇… Ⅱ . ①三… Ⅲ . ①妇产科病－诊疗 Ⅳ . ① R71

中国版本图书馆 CIP 数据核字 (2019) 第 284636 号

妇产科医生手记

FUCHANKE YISHENG SHOUJI

三叶秋 著

出版发行 河北科学技术出版社

地　　址 石家庄市友谊北大街 330 号（邮编：050061)

印　　刷 北京彩虹伟业印刷有限公司

经　　销 新华书店

开　　本 710×960　1/16

印　　张 17

字　　数 215 千字

版　　次 2020 年 7 月第 1 版

2020 年 7 月第 1 次印刷

定　　价 58.00 元

前言

女性要珍爱自己的身体

我们从一个呱呱坠地的粉嫩小公主，成长为一个人见人爱的小女孩，背上书包上学校；又长大成为一个美丽的少女，踏入社会开始工作；然后步入婚姻殿堂，孕育孩子，成为一个伟大的母亲；又在孩子一天天的成长中步入中年，最后成为一个两鬓霜白的老人。这就是我们女性骄傲的一生。

在我们还是婴儿和小女孩的时候，家人保护着我们，使我们的身体不被伤害。妈妈告诉我们每次小便后一定要用手纸把私密处擦干净，有水时最好用水冲洗。因为我们的尿道口和阴道口离得非常近，尿液残留容易引起感染，所以我们要从小培养良好的卫生习惯。

当我们第一次来月经的时候，妈妈带我们去买卫生巾，告诉我们使用的方法，也告诉我们来月经前几天不要太劳累，要休息好。这几天身体的免疫力比较低，容易生病，而且还会有经前期的疲劳、头痛、腹胀和情绪不好等表现，要了解自己的身体状态和控制自己的情绪。我们在月经期这几天，要注意保暖，别用冷水；月经开始的前两天喝点姜糖水，自己照顾好自己。

在我们的乳腺开始发育的时候，我们会不好意思，总是哈着腰含着胸，生怕被人看见。妈妈发现后就带我们去选合适的胸罩，还告诉我们走路时挺起胸，要自信，青春期身体的发育要顺其自然，身体的优美是我们女性的骄傲。

当我们开始交男朋友，如漆似胶的时候，妈妈提醒我们感情好固然重要，但没有谈婚论嫁时，一定不要去做性的尝试，如果这时不幸有了性的果实，而双方又不想去接受这个果实，那承受惩罚的只有女性的身体。

在我们新婚前，妈妈告诉我们在享受性生活的时候要注意预防“蜜月性膀胱炎”，妈妈说新婚时因为缺乏性生活的卫生知识，又次数频繁，使细菌乘虚而入，出现尿频、尿痛甚至发热的泌尿系感染症状，严重时会逆行感染导致肾盂肾炎。预防措施就是性生活前双方把外生殖器洗干净，特别是男方要把冠状沟的污垢洗净，性生活后女性应排尿一次，排空膀胱和冲洗尿道，性生活次数也不宜过于频繁。

妈妈还告诉我们如果暂时不要宝宝，一定要做好避孕工作。如果意外怀孕后去做流产，对身体伤害很大，还容易导致月经失调和盆腔炎症，在将来真正想要宝宝的时候要不上。

自己建立家庭后，我们也开始关注身体健康。我们最好每年做一次体检，体检项目应包括女性特有的乳腺和子宫附件的检查。乳腺彩超检查，妇科的一些超声检查，同时还做妇科检查、宫颈防癌涂片、阴道分泌物检查，有问题早发现。

当发现自己怀孕，也要做妈妈时，除了按时到医院建档检查，监测肚子里宝宝的生长发育，我们也换上了孕期专用的胸罩和短裤。医生说怀孕时期和产后由于身体激素水平的影响，还有怀孕期间身体负担加重，产后照顾孩子休息不好等原因容易引发情绪的异常，甚至还会出现不同程度的抑郁症表现。所以自己要有意识地调整自己的情绪，多休息，适度锻炼身体，产后请家人分担一些照顾孩子的工作，做一些自己喜欢的事情，避免情绪异常、产后抑郁这些情况出现。

慢慢地，孩子一点点地长大，我们和孩子一起学习，一起成长，整个人都焕发着成熟女性的魅力。除了关注孩子，自己还要积极进行身体锻炼，自己身体好才不拖家人的后腿；也不要忘记伴随着年龄的增长，开始补充一些维生素和钙剂；更要特别注意饮食的合理搭配。我们要时刻记着小时候妈妈教我们的注意私密处的清洁卫生，还有保持不憋尿、不久坐这些好习惯。只要做到上面这些，我们就会很少受妇科炎症的困扰。

一不小心，我们就进入了更年期，烦躁多汗，听人说和自己真正感受还是不一样的。深吸气舒缓情绪，平常要淡定，开始有意识地多喝豆浆和蜂蜜补充些动植物性雌激素，每天有规律地锻炼身体，多做家务，静下心来看书练字……这样坚持下来，感觉身体好多了，效果还真不错。

终于平稳地绝经了，但一过七十岁老年性阴道炎又来了，这次换成女儿陪我们去医院，开支药膏，涂上后阴道真的就不干不痒了，还真是亏得去医院了。

慢慢地，脸上的皱纹越来越多，两只手上的老年斑也不断增多，这些都时刻在提醒着我们已经八十多岁了，趁着眼睛还好，戴上老花镜，翻出以前的老照片，看看自己的孩童时期、少女时代、初为人母……

女性珍爱自己的身体，保持愉快乐观的心情，会给家人和朋友带来轻松和快乐的氛围。当下，女性在家庭和社会中所担负的责任是非常重要和无可替代的，如何避免可以避免的身体上的伤害，保持女性生殖系统的健康，是一个不可回避的重要的社会问题。

书中我以女性的盆腔解剖结构作为开场，和女性朋友一起先了解自己的身体结构，然后从女性青春期可能遇到的烦恼，女性常见的炎症问题，子宫和卵巢常见病变，药流和人流，避孕的那些事，一直到老年女性要面对的妇科问题，都给大家做了面面俱到的阐述，并通过一个个生动的发生在我们身边的病例，让女性朋友对这些可能面对的情况都有深入的了解，也从中学会如何预防妇科疾病的发生。

女性孕育生命是伟大的。早孕的妊娠呕吐、怀孕时身体发生的巨大变化、孕期多种多样的并发症、多胎妊娠的特殊性、产房分娩的过程、产后可能遇到的烦恼在本书中也都有详细全面的介绍。对近年来剖宫产再孕后出现的疤痕妊娠和瘢痕处胎盘植入，剖宫产再孕后的阴道分娩、无痛分娩，本书中也都有涉及。

在本书中我还和大家分享了我遇到的令人感动的病人的故事，也分享了让我难忘的几位妇产科医生，并通过妇产科发生的真实故事，给大家还原了妇产科医生工作的真实的场景，这些都会增进我们医患之间的沟通。我坚信无论医院还是医务人员都要正视自己工作中的错误，只有在不断地改正错误和完善技术技能中，医院才能生存和进步。

将本书献给所有的女性朋友。

三叶秋

CONTENTS

目录

CHAPTER 1

女性身体篇

CHAPTER 2

女性孕育篇

CHAPTER 3

妇产科故事篇

CHAPTER 4

妇产科超声篇

后 记

参考文献

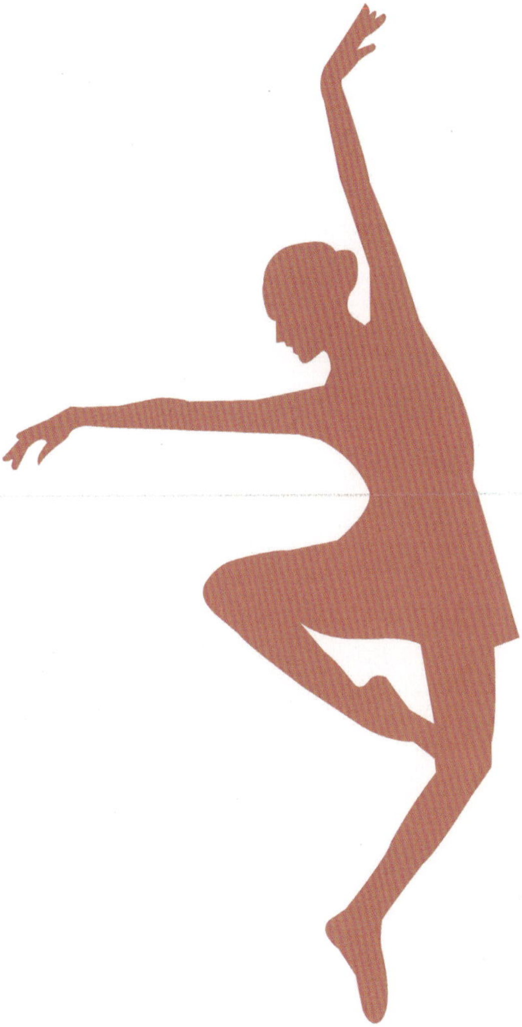

CHAPTER 1

女性身体篇

在这一章里，我们将带你了解女性盆腔特有的结构、子宫和卵巢在身体里的位置、子宫和卵巢会发生的问题、青春期和老年期会面临的困扰、人流和药流、避孕。了解了这些，当女性身体不舒服的时候，才能及时地发现，更好地呵护身体。

1.1

了解女性盆腔的解剖结构对医生和病人都很重要

当我还是一个住院医师的时候，听老医生讲，曾经发生过子宫切除术结扎子宫动脉时把病人的输尿管给结扎了的情况，可想而知，术后病人出现肾积水尿液排不出来时是何等的痛苦，而且病人还要进一步去治疗因为手术引起的并发症。并且，这对手术医生来讲无疑也是最大的失败和打击。

我非常清楚，想成为一个出错概率小的医生，不是急着看多少个疑难杂症，而是要踏踏实实地把基础打好。医生一定要先把正常的解剖结构和知识烂熟于心，这样无论面对什么异常的变化，都能正确地识别和判断出异常发生的来源、位置和累及的病变范围，才能正确地诊断疾病，手术时才能顺利地把肿物切除，而不损伤周围正常的组织，才能做到出血少，损伤小。

女性的外生殖器（图 1-1）[①]包括生殖器外露的部分，位于两股内侧间，前面是耻骨联合，后面是会阴，包括阴阜、大阴唇、小阴唇、阴蒂和阴道前庭，统称为外阴。特别要注意的是大阴唇皮下含有丰富的血管，外伤后容易形成血肿。前庭大腺若腺口闭塞，可形成囊肿或脓肿，也就是医生在门诊遇到的病人发生的巴氏腺囊肿或脓肿。

---

①本书手绘插图均为作者三叶秋亲笔绘制。

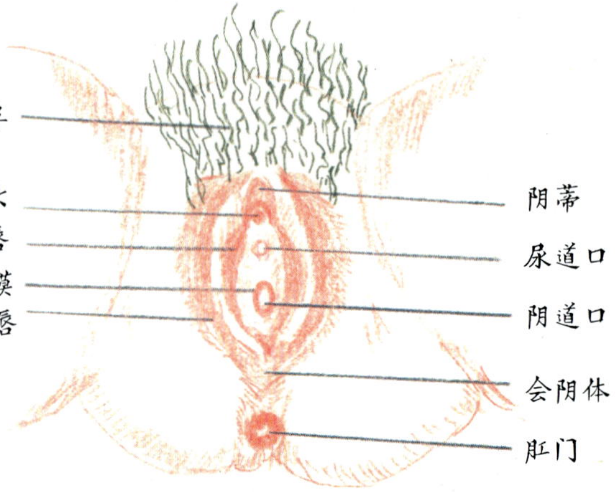

图 1–1　女性外生殖器

女性的内生殖器（图 1-2）包括阴道、子宫、输卵管和卵巢。输卵管和卵巢就是咱们常说的子宫附件。

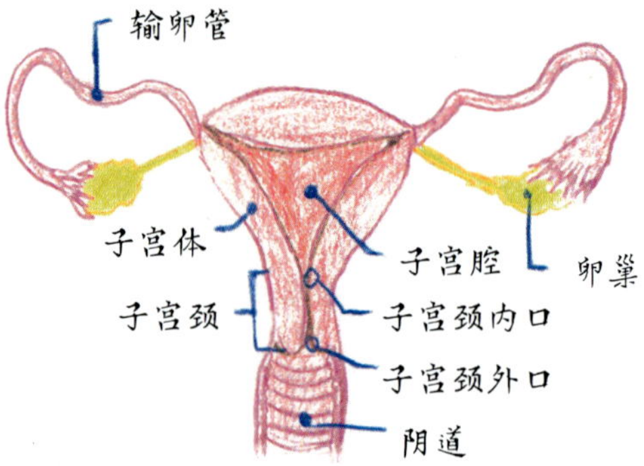

图 1–2　女性内生殖器

阴道是性交的器官，也是女性月经血排出和胎儿娩出的通道。阴道前壁长 7 ~ 9cm，上方是膀胱和尿道。后壁长 10 ~ 12cm，下方是直肠。环绕宫颈部分的阴道叫阴道穹窿。其中最有意义的是阴道后穹窿，就是与直肠子宫陷凹相邻的部分，是盆腔最低的部分。当盆腔出现积液，包括积血或积脓，最先出现在这里。经过此处的穿刺或引流可以用于临床的诊断和治疗。超声报告中的子宫后方游离液也是指的这个部位。

子宫是孕育胚胎、胎儿和产生月经的器官。子宫是一个有宫腔和肌性肌壁，前后略扁呈倒置梨形的器官，重量是 50 ~ 70g，容量大小约 5ml。正常状态下长 7 ~ 8cm，宽 4 ~ 5cm，厚 2 ~ 3cm。这些正常值非常重要，如果我们发现子宫增大了，就要考虑是不是有子宫肌瘤，或是有子宫肌腺症等。

子宫上部宽的部位是子宫体，下部呈圆柱形的是子宫颈。子宫腔是一个上宽下窄的三角形，上部的两侧与输卵管相通，下部与宫颈管相连。子宫颈内腔呈梭形，上端称为宫颈内口，下端是子宫颈外口，通向阴道。

在产妇分娩的时候，讲的宫口开多大，就是宫颈管慢慢展平消失，宫颈口的扩张程度。宫颈外口柱状上皮和鳞状上皮交界处是子宫颈癌的好发部位，也就是我们女性做宫颈防癌检查取组织检查的部位。

子宫在盆腔的正常位置是依靠子宫韧带及骨盆肌和筋膜的支托，四对子宫韧带（图 1-3）包括圆韧带、阔韧带、主韧带和宫骶韧带。如果韧带、盆底组织结构被破坏或产生功能障碍，例如产后从事重体力劳动，就会引起子宫脱垂，使子宫位置下降，甚至脱垂到阴道里，不在原来盆腔的正常位置。

我们在妇科检查时经常会听到子宫是前位或者后位，这是什么意思呢？我们常说的子宫前位后位是指子宫宫体和宫颈在一条直线上，整个子宫向前或向后倾倒，子宫前位就是子宫体朝向腹壁膀胱的方向，子宫颈向下指向阴道后穹窿。子宫后位就是子宫体朝向背侧直肠的方向，子宫颈向上指向阴道前穹窿。

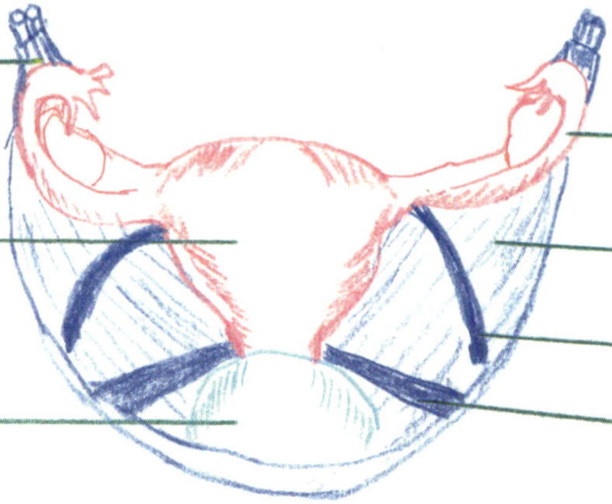

图 1–3 子宫的各对韧带（前面观）

当前倾的宫体继续向前靠近膀胱方向，子宫体和子宫颈不在一条直线上时，宫体和宫颈出现角度，我们叫前屈；反之，后倾的宫体继续向后靠近直肠方向，和宫颈出现角度，我们叫后屈（图 1-4）。

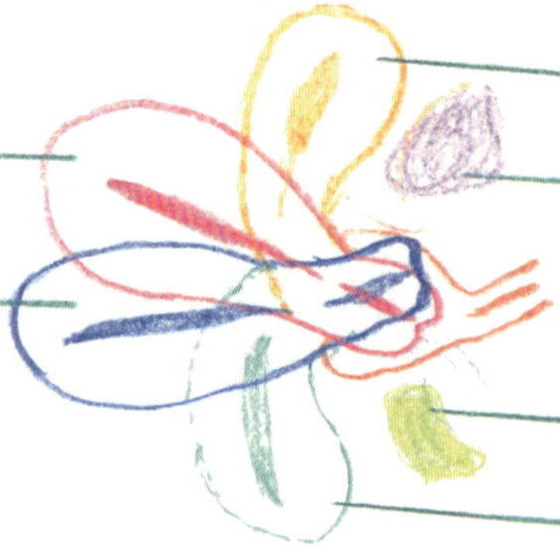

图 1–4 子宫位置示意图

当膀胱空虚时，成人子宫大部分是轻度前倾前屈位，成人子宫后位也是正常的表现。很多资料上写前位子宫相对容易受孕，因为子宫颈指向阴道后穹窿，精液容易集中在那里，易于受孕。而后位子宫容易痛经，因为经血流出时相对于前位子宫要困难。但这些都不是绝对的，在女性中前位子宫中一样有痛经，后位子宫也有女性特别容易受孕。在超声检查的时候，受膀胱充盈多少的影响，子宫位置可能会发生变化。另外，在妇科检查和操作的时候，宫颈牵拉和检查者也可以人为地改变子宫的位置。

子宫内膜分为功能层和基底层，如图 1-5 所示，红色的是功能层，受卵巢激素变化的调节，有周期性的增殖、分泌和脱落性变化。月经期是月经周期第 1 ~ 4 天，增殖期是月经周期第 5 ~ 14 天，分泌期是月经周期第 15 ~ 28 天，月经期内膜厚度约 4mm，增殖晚期内膜厚度约 1.0cm，分泌晚期即来月经前内膜厚度为 10 ~ 13mm。基底层在月经后再生并修复子宫内膜创面，重新形成子宫内膜功能层。

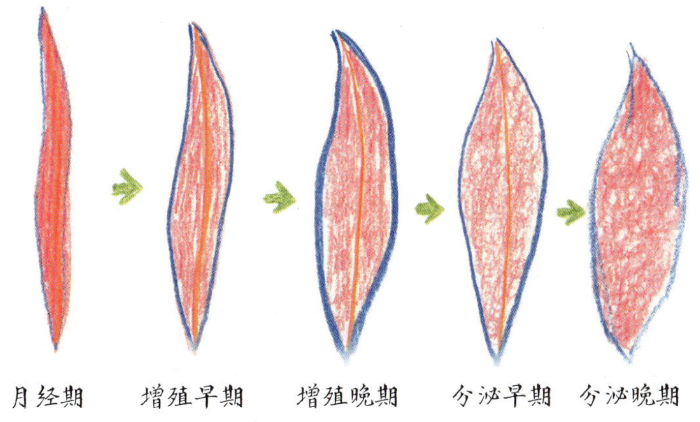

图 1–5　子宫内膜在月经周期中的变化

输卵管在子宫的两侧，是两条细长而弯曲的肌性管道，是卵子和精子的结合场所及运送受精卵的通道。输卵管内侧与子宫角相连通，长度 8 ~ 14cm，由内向外分成四个部分，分别是间质部、峡部、壶腹部和伞部。

输卵管伞部呈漏斗状，有“拾卵”的作用，将卵巢排出的卵子拾到输卵管内，和从子宫颈经过子宫腔进入到输卵管的精子相遇结合。受精卵如果不能顺利进入到子宫腔，而是在输卵管内着床，就会发生宫外孕。宫外孕最容易发生在输卵管的壶腹部。

卵巢是一个扁椭圆形的性腺，能产生和排出卵子，并且分泌性激素。育龄期女性的卵巢长约 4cm，宽约 3cm，厚约 1cm。女性的一生中，仅有 400 个左右的原始卵泡发育到排卵，排卵日期多发生在两次月经中间的时期，卵泡破裂排卵后形成黄体，如果排出的卵子没有受精，黄体在排卵后 10 天左右开始退化形成白体，月经来潮后，新的卵泡又开始发育，开始新的周期（图 1-6）。

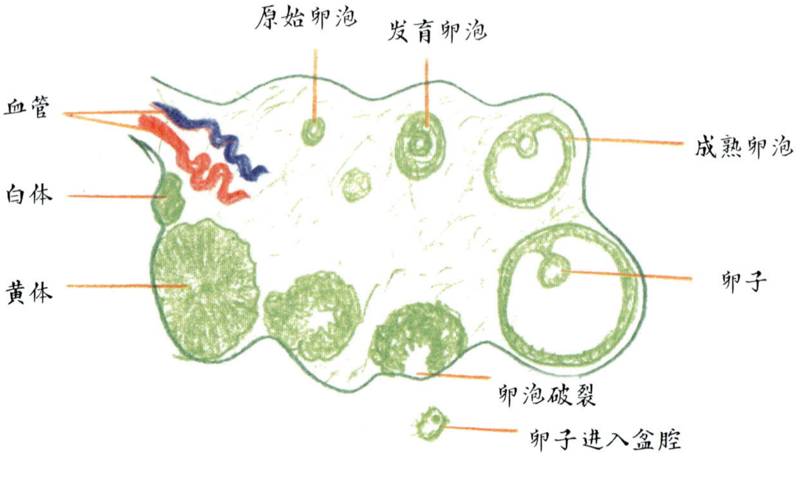

图 1-6　卵巢结构示意图

如果卵子受精，黄体将继续存在，在孕3～4个月时开始萎缩，黄体在孕10周前，即胎盘出现前产生雌激素和孕激素，维持妊娠。

卵巢的大小会随着月经周期发生变化，每个月经周期伴随着卵泡成熟和排卵，超声图像也是会发生改变的。经常有病人说这个月查卵巢有囊肿，下个月又消失了，这种通常是生理性的卵泡囊肿，排卵后自然就会消失了。

女性生殖器官的邻近器官中（图1-7、图1-8），女性尿道短而直，接近阴道，特别容易引起泌尿系统感染。膀胱充盈可以影响子宫和阴道，所以妇科检查和手术前必须排空膀胱，这样也避免手术时损伤膀胱。子宫动脉沿骨盆侧壁行向下，进入子宫阔韧带底部，在子宫颈外侧约2cm处跨越输尿管前上方与之交叉，所以在施行子宫切除术结扎子宫动脉时，一定要避免损伤输尿管。盆腔静脉均与同名动脉伴行，并在相应器官及其周围形成静脉丛，且相互吻合，故盆腔静脉感染容易蔓延。此外盆腔静脉管壁较薄，大都无静脉瓣结构，易受腹腔压力增高等因素的影响，导致静脉回流不畅，形成盆腔静脉曲张。

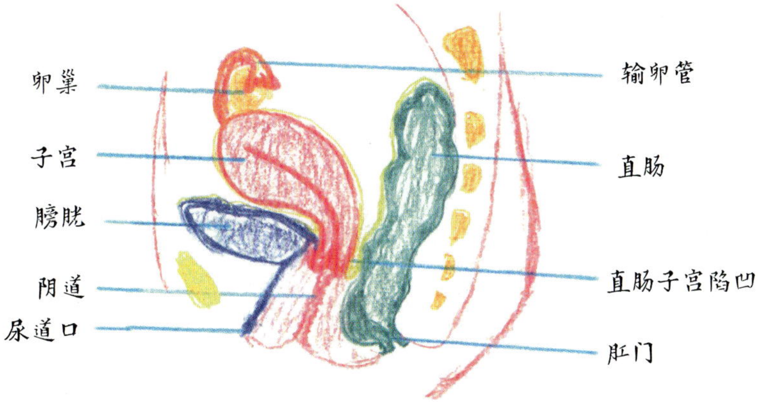

图1-7　子宫周围器官（矢状面）

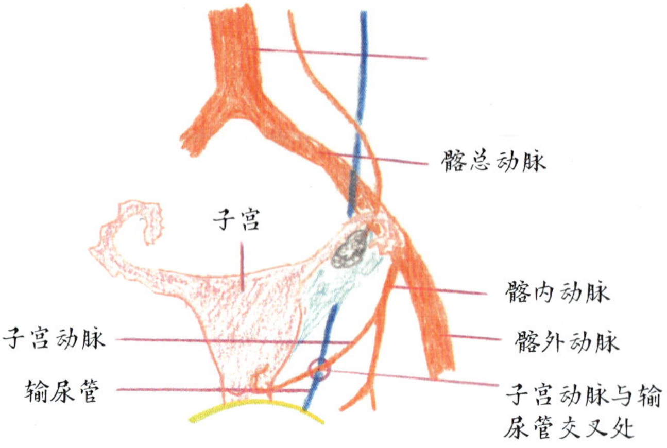

图 1-8　输尿管与子宫动脉的关系示意图

作为一个妇产科医生，如果不把女性盆腔的各处解剖结构弄得一清二楚，那在看诊病人和上手术台时就根本不知道每一步应该干什么，那自己主刀的手术岂不是成了谋杀吗？一台手术，不亚于是一场刀光剑影、你死我活的危急搏斗，可能因为一根小小的血管没有及时结扎就引起几十甚至上百毫升血液的流失，可能因为解剖结构判断失误就造成病人术后巨大的痛苦。

作为妇产科医生，了解女性盆腔的正常结构是基本功，而我们每一位女性朋友，也应该了解自己的身体结构。这样的话，自己如果哪疼，就能大概知道是哪个部位的器官出现了问题，而且看医生的时候也能更好地沟通，更有利于配合医生治疗我们的疾病。

首先，我们要知道子宫在盆腔的中部，怀孕后宝宝是在子宫里生长的，子宫就相当于宝宝的房子。其次，我们要知道两个卵巢和输卵管位于子宫的两侧，统称为子宫附件，医生常说的附件炎就是腹部两侧较低位置的疼痛。外阴出现红肿要考虑外阴炎，阴道分泌物增多、有不好的味道，就要想到是不是得了阴道炎或宫颈炎。

女性每个月要排一次卵，通常是两侧卵巢交替排卵，一般在两次月经的中间日期，排卵时可能会有一点腹痛，有的女性可能还会有少量出血。如果你痛经，并逐渐加重且不缓解时，就要考虑有没有子宫内膜异位症；如果出现尿频尿急或便秘，就要考虑是不是有子宫肌瘤压迫了膀胱和直肠；如果不确定是发胖引起的肚子大，就要查一查是不是卵巢有了囊肿。总之了解这些之后，当我们身体不舒服的时候，至少有一个根据原因确定就医的方向，而且对自己身体了解的多了也可以减少我们很多紧张和焦虑。

在这一节里，我们了解了女性特有的身体结构。在下一节里，我要和大家介绍青春期女性可能面临的困扰，把我在妇产科工作中遇到的相关经历和处理经验与大家分享。

1.2

青春期女性可能面临的困扰

女性进入青春期，开始月经来潮，性器官也逐渐发育完善，这个时期会发现一些之前已经存在的问题，也有月经来潮后出现的新问题。

有一个下午，我正在妇科门诊出诊，这时一个面色苍白穿着校服的女学生被两个同学搀扶进来，后面又冲进来一个年龄大的女人，边往里走边说：“我是孩子的老师，挂号条在这，你说这孩子，正上体育课跑步呢，忽然间就开始呕吐，人一下就坐地上了，可把我们吓坏了，问了才知道今天正好来月经，肚子疼得不行。”

我给女孩测了血压，没有问题。我问女孩来月经多久了，有没有每次腹痛的情况。女孩说月经来了一年了，但每次来的第一天和第二天都疼得要命，这也导致她每次来月经之前就开始紧张，一紧张月经来的时候就更疼。我先让护士给女孩打一针缓解痉挛的药，打完针，女孩觉得好多了，人也有了一点儿精神。

我对女孩说：“考虑你是原发的痛经，这和月经时子宫内膜前列腺素含量高有关，这是一种生理反应，心里不要有顾虑，尽量放松紧张的情绪。月经前期和月经期要保持足够的休息和睡眠，这会缓解疼痛。我再给你开一盒减少前列腺素产生的止痛药，下一次来月经那天就可以吃。今天取完药就可以服一片，回去注意保暖，好好休息。”女孩的老师也松了一口气，几个人拿着药方去取药了。

还有一次，我遇到一个妈妈拿着女儿的超声报告单火急火燎地冲进诊室，对我说：“医生，您帮我看看这超声报告单，上个月我们单位体检正好我女儿去找我，顺便也做了一个妇科超声检查，医生说我女儿卵巢上有一个2cm的囊肿，但这个月来完月经复查囊肿就没有了，这是怎么回事啊？我女儿还在读高中，这有了问题可怎么办啊？”

我看了她手里的两张超声报告单，第一次的检查结果是左卵巢见直径2cm的无回声囊肿，第二次报告单上左卵巢的囊肿就不见了。我问她：“第一次查超声是月经的中期吗？”那个妈妈想了想：“是，我女儿月经很准，都是28天来一次，检查的时候应该是月经第13天。”

我笑着对她解释说：“女性卵巢的大小和回声在超声检查中是随着月经周期发生变化的，每个月女性会排一次卵，这个2cm的囊肿是一个卵泡，等排完卵就消失了，不用担心，每个月女性都会出现一个2cm左右的囊肿。”听了我说的，妈妈把心终于放下来了。

这让我想起几天前一个中年妇女带着一个十七八岁的女孩，一进来就和我致谢，说：“幸亏听你的话没手术，这不，过两个月复查卵巢的那个包块真的不见了。你说那时候超声查出来卵巢有4cm的包块，还是囊实混合性的，周边有丰富的血流信号，听起来都害怕，我们在别处差点就被收住院手术了。”

我说：“是啊，卵巢随着月经周期变化会有不同的变化，你女儿的卵巢包块是一个卵泡排卵后形成的黄体，里面有出血，但没破，形成了一个黄体血肿。黄体血肿在超声上的图像表现和畸胎瘤、子宫内膜异位囊肿，甚至卵巢恶性肿瘤都很相近，这种情况只要复查监测，黄体血肿是可以自己吸收消失的，而其他几种情况的包块大小不会有缩小。”听完我的话，妈妈带着女儿开开心心地走了。

看到这个黄体血肿的病人使我不禁想起另一个女孩的卵巢囊肿蒂扭转（图1-9）。那次是一个中年妇女搀扶着一个女孩走进诊室，女孩捂着肚子，脸上的表情很痛苦。刚坐到凳子上，就想吐，我赶紧把垃圾桶拉过来，又给她递了两张纸。

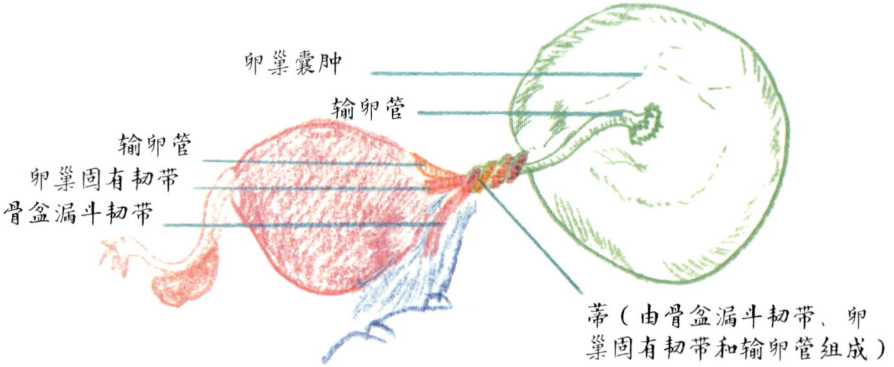

图 1-9　卵巢囊肿蒂扭转示意图

中年妇女是女孩的妈妈，她说："今天孩子上学，下午有劳动课，弯腰扫地，一直起腰肚子就开始疼起来。到了医务室吃了片止痛药也没缓解。"

我让女孩上了检查床，做了一个直肠双合诊，一碰到女孩的右下腹，她就疼得大叫起来。我问女孩以前做过妇科超声检查吗，女孩说没有。我问女孩有尿吗，女孩说没有，刚才上厕所都排了。我让护士取了导尿包、注射器和盐水，直接给女孩膀胱人工造尿。

同时对女孩妈妈说："刚才检查时摸到女孩右下腹有一个包块，结合她疼的症状，考虑是卵巢囊肿蒂扭转，现在去查一个超声，住院做手术的可能性很大。"女孩妈妈一下子慌了神，说："我要马上给孩子爸爸单位打电话，您这电话可以用吗？”我说：“可以用，您把号码和姓名给我们，我们帮您打吧。现在您最好带孩子去做超声检查，我把住院单开好，我们会有一个护士和你们一起去，如果是我刚才说的情况，直接把孩子推到住院处住院。时间紧急，快去吧。”

看着女孩因为疼痛而扭曲的脸，妈妈也顾不得打电话的事了，护士推来轮椅，一行人匆匆去做超声检查了。妇科常见的急腹症无外乎就是宫外孕、黄体破裂、卵巢囊肿蒂扭转、卵巢巧克力囊肿破裂和急性盆腔炎。根据是不是怀孕，发生在月经不同的时期，还有超声检查结果鉴别诊断并不难，重要的是早期发现，及时处理。女孩超声检查右附件区有一个直径约 6cm 的囊实混合性包块，考虑有蒂扭转。住院急诊手术中发现囊肿蒂部扭转 720 度，幸亏手术及时，右卵巢和输卵管解除扭转后恢复了血运，妇科医生给女孩做了囊肿的剔除术，保留了右侧卵巢，术后女孩也恢复得很好。

女性生殖器官在胚胎期发育过程中，受到内在和外来因素干扰，会出现各种各样的发育异常（图 1-10），有处女膜闭锁、阴道闭锁、宫颈闭锁、先天性无子宫、双子宫、纵隔子宫、单角子宫等等。很多诸如此类异常可以在青春期时被发现。

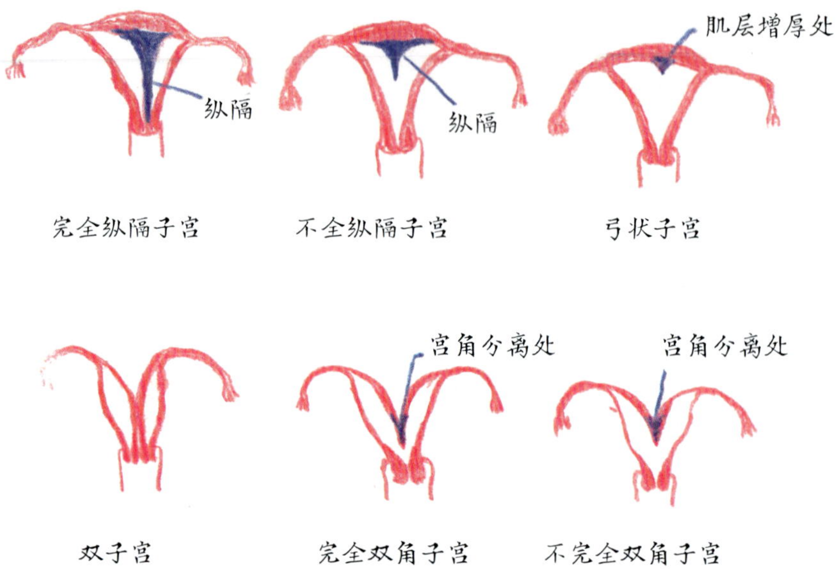

图 1–10　子宫先天性发育异常示意图

我在妇科门诊时还遇到一个妈妈带着一个正在上中学的女儿来看诊，拿着一个超声结果给我看。超声报告结果上写着子宫积液，阴道积液。妈妈说女儿这半年每个月都有小肚子疼，到了来月经的年龄但就是不来月经，这两个月还出现肛门那坠着疼，而且还经常便秘，所以就带女儿来医院看看。

我让女孩上了检查床，看到女孩的处女膜向外膨出，紫蓝色，阴道没有开口。我给女孩通过直肠做了一下盆腔的内诊检查，原来是阴道内的积血压迫直肠，引起了便秘和肛门坠胀感。让女孩下床后，我对母女说：“孩子是处女膜闭锁，需要做一个处女膜切开术，尽快手术，时间再长了积血进入输卵管和卵巢，容易发展为输卵管积血，甚至造成输卵管粘连闭锁。”

女孩妈妈问我：“手术危险吗？”我说：“手术不难，很安全，就是需要尽快做。”后来女孩住院手术做处女膜中央穿刺后，抽出了很多暗红色的积血；然后做阴道口突出部位的“X”形切口，小号扩张器扩张宫颈，把子宫和阴道的积血排除干净；再修剪好处女膜的切缘，形成一个圆形的处女膜口。女孩术后恢复很好，之后每个月开始正常来月经了。

还有一个病人因为有三次看诊都是我接诊的，印象也十分深刻。第一次见到病人时，她 18 岁，梳着一个马尾辫，穿了一身运动服，充满了活力。因为月经推迟，来检查是不是意外怀孕了，当化验单提示是怀孕的时候，我看到她很懊丧和难过，因为周数超过了 7 周没有办法做药流，只能选择人工流产，我让她先做术前检查，结果出来后约手术时间。

结果第二天早上一开诊她就来了，看样子非常紧张，她说今天凌晨阴道出了很多血，还有一团肉样的东西，现在还出血，自己感觉孩子已经流掉了。超声检查结果显示孩子确实是流产了，并且发现她的子宫有不全纵隔，导致流产的罪魁祸首和纵隔有关。因为流产流得比较干净，不需要清宫，我给她开了消炎药预防感染，让她好好休息，等再来月经干净后来做一个宫腔镜治疗子宫纵隔，不然等以后准备要宝宝时会引起流产。

第三次见她已经是两年后了，我那时正好在产科门诊，她已经怀孕五个多月了，居然一下子认出了我，热情地和我打招呼，又恢复了她的活力，挺着肚子，但行动非常灵活。她和我说做完宫腔镜手术一年多后就怀孕了，刚开始的时候好紧张，又怕像那次一样流产，提心吊胆地过了三个月，孩子没事才踏实下来，现在已经没有一点思想压力了，要好好享受孕期，等着小宝宝的到来。我也非常高兴，分享着她的快乐和喜悦。

对于痛经，相信我们很多人都经历过，但只要我们重视起来，就可以减轻很多痛苦。我建议每位女性用各种方式记录自己的月经时间，每次来月经根据自己的情况在三天至一周前开始注意保证充足的休息，保暖，保持愉快的情绪。在月经来潮的时候，每天喝一些姜糖水；事先准备好止痛的药，一旦太疼就可以服用；不要长时间的站和坐，这样会增多盆腔的淤血，加重痛经，适当的轻度活动和平卧休息都能缓解痛经。另外，月经期不建议高强度的体力活动。高强度的体力活动容易导致经血通过输卵管逆流到盆腔，引起子宫内膜异位。我在看诊中发现有些病人用中药调理痛经效果也很好，但建议用安全可靠的中药制剂或看专业的中医医生。

对于生理性的卵泡囊肿和黄体血肿，不要紧张，卵泡囊肿不用理会，黄体血肿复查后会自动消失。对于卵巢囊肿蒂扭转的预防，我建议进入青春期后的女性，每年也做一次妇科超声检查，这样盆腔有肿物就可以尽早发现。如果肿物比较小，就不需要手术，可以定期复查监测。这样，如果出现意外腹痛等急症，就可以给医生的诊断提供宝贵的信息，从而节省时间。

女性生殖器先天性异常很少在青春期前发现，常常在青春期因为原发性闭经、腹痛或婚后性生活困难、流产或早产时去医院就诊后才被确诊。如何尽早发现这些先天性发育异常的问题，我有两个建议：一是女性在进入青春期后，如果该来月经却不来，或每月都出现规律性的腹痛时，要及时到医院就诊，并且做一个超声检查，这样就可以查出处女膜闭锁、阴道闭锁、宫颈闭锁、先天性无阴道和先天性无子宫这些引起原发性闭经的原因，并且处女膜闭锁、阴道闭锁、宫颈闭锁和先天性无阴道都是能够手术治疗的。二是即使是月经正常的女性在准备怀孕前也一定要到医院做一个孕前的妇科检查和超声检查，因为双子宫、纵隔子宫和不完全双角子宫这些异常可能会引起流产和早产，如果有这些情况提早发现和治疗可以避免妊娠后发生流产和早产这些不好的情况。

从青春期开始，女性就要用心关注自己的身体。对抗疾病最好的方法是预防，相信我们在这一节有很多意想不到的收获。在下一节里，我们将一起来了解子宫会出现什么样的问题，我们又要如何预防和治疗，如何呵护好自己的子宫。

1.3

发生在子宫上的各种问题

在门诊中经常遇到因为子宫肌瘤（图 1-11）来看病的病人。子宫肌瘤是女性生殖器最常见的良性肿瘤，很多病人没有症状，或者因肌瘤很小，临床报道的发病率远远低于真实的发病率。

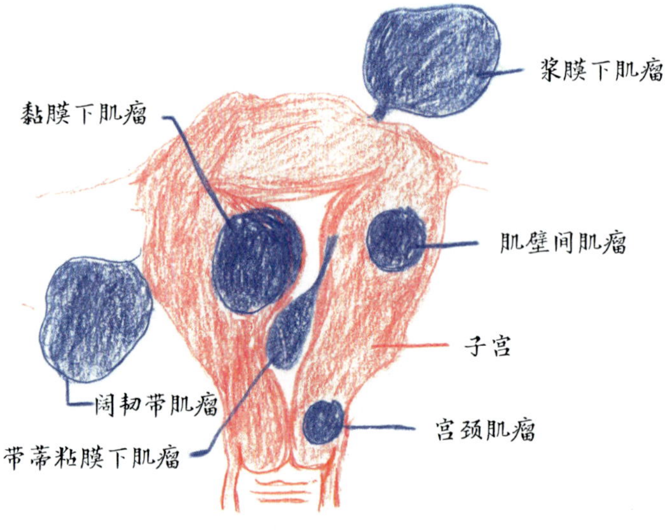

图 1–11　子宫肌瘤位置示意图

在我参加工作的第一年，有一天我和刘医生在妇科出门诊，一个三十几岁的病人拿着超声报告单给我们看，超声结果写的是黏膜下子宫肌瘤，肌瘤直径是3cm。病人无奈地说："医生您说这肌瘤长的位置太不好了，我这月经量越来越多，都轻度贫血了，而且每次来月经的时间也长，一直想着不理它，看来真的是不理不行了。"

刘医生说："上次就劝你做宫腔镜手术把肌瘤切除了，因为你现在才33岁，离绝经还有很长一段时间，肌瘤不会自己变小或消失，用药物治疗也不适合。"病人不好意思地笑了，说："得了病就想能拖一天是一天，害怕手术，我这是标准的病人心态。"

刘医生说："宫腔镜也不是大手术，而且很安全，你担心什么？"病人说："你们医生见得多，所以不害怕，可落在我们病人身上，因为也不太明白，一听手术心里就七上八下的。"刘医生说："你说得也是，应该多做些关于女性常见病方面的科普，大家知道了情况就不会害怕了。"病人直点头称是。住院后病人做了宫腔镜手术，切除了肌瘤，术后月经量恢复了正常。

接下来又有一个子宫肌瘤的病人来复诊，她得的是子宫后壁的浆膜下子宫肌瘤，是朝向子宫外生长的，生长的方向正好朝向直肠的方向，肌瘤大小是5cm×4cm。她的月经量和来月经时间虽然没有变化，但这个肌瘤的位置在子宫的下端，凸出方向正好是朝向子宫后方。病人说她下腹部总是坠着疼，而且便秘越来越厉害。

刘医生对病人说："你的疼痛和肌瘤的位置有关，肌瘤正好压迫了子宫后方的组织和肠管，引起你的肚子下坠疼和便秘，如果肌瘤在子宫前壁向外凸出生长，就会压迫膀胱引起尿频尿急，要是向子宫侧方生长的肌瘤还可能压迫输尿管引起输尿管扩张甚至肾盂积水。"

病人问："医生，我这不是恶性肿瘤吧？"

刘医生说："子宫肌瘤是女性最常见的生殖器良性肿瘤，由平滑肌和结缔组织组成，常见于30到50岁之间。"

病人又问："得了肌瘤都需要手术吗？"

刘医生回答说："不是都需要手术。小的肌壁间和浆膜下肌瘤，没有压迫症状的都不需要手术。黏膜下肌瘤可以使月经量增多，而且容易引起不孕或流产，需要手术。出现压迫症状的肌瘤也需要手术，就像你这种情况，如果不手术，便秘和腹痛伴随着肌瘤增大会越来越厉害。每个人发生肌瘤的情况不同，具体情况要具体分析。"

病人说："是呢，我觉得我还是手术好，等到肌瘤更大了手术肯定更困难，有病早治。"

我给她开了住院单，她仔细地收好，和我们道谢后就走了。我很受鼓舞，这是一个积极心态的病人。病人住院后手术中证实是浆膜下肌瘤，考虑病人还比较年轻，做了肌瘤的剔除术，保留了子宫，术后病人恢复得很好。

还有一个病人因为体检发现了一个肌壁间肌瘤，大小是1.5cm×1.2cm，因为是第一次发现肌瘤，她取了体检报告单就直接来医院了，非常紧张。我和她说小的肌壁间肌瘤，既不影响月经，也不会产生压迫症状，可以每年定期复查一次，监测肌瘤生长的情况就可以了。

病人问我："肌瘤会不会自己变小啊？"

我回答说："育龄期的女性肌瘤不会自己缩小，但绝经后伴随女性激素水平的下降，子宫会出现萎缩，肌瘤也会变小。"病人听了我的话这才放下心来。

接下来，一个打扮得非常洋气的三十多岁的女病人走了进来，看起来是刘医生的老病人，她叹着气和刘医生说："您看我可怎么办啊，这子宫就切了吧，反正孩子也都生过了。您说我今年38岁，离绝经还得有年头呢。这假绝经疗法每天吃药吃得恶心，头疼，脸上长包。重要的是情绪越来越坏，都已经影响生活和工作了。你说来月经难受，不来月经更难受。”

原来这是一个子宫腺肌症的病人，就是子宫内膜异位生长到了子宫肌层，来月经时痛经一次比一次重，吃止痛药都不能缓解。月经量也大，时间也长，非常影响生活质量。

3个月前开始吃不来月经的药治疗，虽然没有了痛经，但整个人对药物的反应很大，她痛下决心要手术切除子宫。刘医生问她真的想好了没有，她说真的决定了，不然现在生活都一团糟了。

刘医生让我给她开了住院单。她对我说病人子宫腺肌症的病灶是在肌层弥漫性生长的，没有办法做局部的剔除术，而且现在也没有根治性的有效药物，手术切除子宫对她未尝不是一个好的选择。之后我听刘医生说她做手术把子宫切除了，术后因为摆脱了严重的痛经，整个人精神状态都变好了。

当天上午，一个因为性生活后阴道出血的病人来看病，当刘医生用窥器打开阴道的时候，我俩不由自主地对视了一下。病人的宫颈上长了一朵像菜花样的肿物，直径估测有3cm大小，表面也不平整，有的地方还有出血，阴道壁的上半部分也生长着不规整的赘生物，刘医生在肿物上取了活检。

刘医生问病人：“最近一年做过妇科检查吗？”病人说：“没啥事，查啥，生完孩子我就没看过妇科，差不多有20年了吧。”刘医生又问：“除了同房后出血，还有什么不舒服吗？”病人说：“这一年白带多，像水一样，还有点不好的味道。”

刘医生说：“那你没想到来医院看看？”

病人说：“我可没那么娇气，有点风吹草动就往医院跑。平时身体好着呢，估计是这段时间着凉了。”

刘医生又问：“每年单位不体检吗？”

病人说：“体检啊，可我都不参加，那天如果不去医院体检还可以在家休息，折腾半天又排队又抽血的还不如在家歇着呢。医生干吗问我这么多不相干的事啊？”

病人有点不耐烦。

刘医生说：“刚才通过检查，考虑你得宫颈恶性肿瘤，也就是宫颈癌的可能性很大，给你取了一个活检，你送一下病理科，然后还要做一些血的化验和一个核磁检查。”病人一下子呆住了，说：“你说什么，怀疑我得了癌症，怎么可能？”

刘医生又给她详细解释，病人却转身就走，边走边说：“问了一大堆问题还胡说八道，我这就去市里专科医院看，没事的话看我非得回来找你们的领导好好说说。”刘医生往前追了几步，对病人说：“活检的病理先送一下，这个对你病情诊断很重要。”结果病人头也不回的就走了。

我对刘医生说：“她会回来吗？”刘医生说：“会的。”

正如刘医生说的，那天临下班时那个怀疑宫颈癌的病人回来了，她真的去了市里的医院，那里的医生一看也说是宫颈癌的可能性比较大，这下子她可开始着急了，打出租车就赶紧回来了，觉得还是在家附近做手术踏实。刘医生又给她取了活检，打电话让病理科的人等病人一下，让我把其他检查单开好。可惜的是因为发现的时间比较晚，检查发现已经有远处转移，手术前需要放射治疗，病人只能去肿瘤医院进行专科的治疗，后来听说她手术后又继续进行了化疗，整个人都消瘦得不像样子。

那天还有一个病人与这个从不体检的病人态度相反，是一个打扮得非常时髦的女病人，她说是来检查身体的。边上检查床边和我们说：“我在餐饮业工作，每天接触的人多又杂。每年我都定期检查身体。单位没体检我自己出钱查，身体是自己的，一定要爱护。”

她接着说：“我知道宫颈癌和人乳头瘤病毒感染有关，也叫 HPV 病毒，年年我都做宫颈防癌检查和 HPV 检查。”检查时我看到她的宫颈是非常的光滑，阴道也很干净，内诊时子宫活动度也好，没有粘连和炎症的改变。定期检查和有爱护身体的意识真的很好，心中为病人点个赞。拿着病理标本打扮时髦的女病人去送检了，临走时和我们礼貌地道别。

刘医生说：“女性每年应该做一次妇科检查，做一次宫颈细胞学的防癌筛查，子宫颈癌和癌前病变就能早期发现和治疗。但还有不少女性做不到定时检查。有没条件查的地区和人，也有就像那个单位有体检还不查的人。”我也是深深体会到女性定期体检的重要性，在 2017 年国内也引进了宫颈癌疫苗，为宫颈癌的预防又增加了保障手段。

那天和刘医生还看了一个功能性失调子宫出血的老病人。功能性失调子宫出血也是妇科的常见病，由于调节生殖的神经内分泌机制失常引起的异常子宫出血，可以发生于月经初潮至绝经期的任何年龄。功能失调性子宫出血可导致月经紊乱，阴道出血时间长不易停止。一坐到凳子上，病人就垂头丧气地对刘医生说：“当时就应该听你的，不做子宫内膜切除，而把子宫直接切掉。你说我这月经紊乱五年里，头一年没意识到自己是有病，一直出血到中度贫血。然后就急诊清了一次宫止血，然后激素药物治疗两年，效果也不稳定。然后就做了子宫内膜切除术，结果，还不到两年又复发了，现在是哪天阴道不出血才怪呢。”

刘医生说：“是啊，你把功能失调性子宫出血的治疗过程都经历了一遍，虽然说大部分病人通过激素治疗有效，但你已经超过四十岁，而且你后来那次诊断性刮宫，子宫内膜还是有复杂型增生，真的是切除子宫的适应证，你死活不同意。”

病人说：“虽然孩子都生完了，但还是觉得人缺了一个器官就不完整了，而且听人说切了子宫女人不像女人了，还影响性生活，所以我爱人也不想让我切。”刘医生说：“首先女人还是女人，女性激素是由卵巢分泌的，你的卵巢还在。如果宫颈不切对性生活基本没有影响，这个手术你可以考虑保留宫颈。即使全切了，性生活的质量也取决于你和你爱人的心态。”病人听后放松了很多，刘医生让我给病人开了止血的药，嘱咐病人止血后来办住院手术。后来听刘医生说病人做了子宫次全切除术，术后恢复得不错，也没有提性生活受影响的事。

子宫的疾病可以发生在子宫肌壁，也可以发生在子宫颈或子宫内膜，但无论发生在哪里，我建议女性每年定期妇科检查一次，检查的内容包括妇科内诊检查、宫颈防癌刮片、阴道分泌物检查、人乳头状病毒筛查和做一个妇科超声。这样无论发生什么异常，我们都能尽早发现。如果有月经出现不规律、阴道不规则出血、同房后出血、阴道分泌物异常应该及时去医院检查。谈到子宫疾病的预防，肿物的生长和遗传基因、周围环境、生活饮食习惯、身体素质及精神状态等都有关系，我们要努力做到规律的生活和休息，保持积极乐观的好心态，当然不要忘记定期给身体做一次检查。

了解了子宫的情况以后，在下一节里我们将看看卵巢可能会发生什么问题，了解卵巢肿物类型为什么如此丰富，我们又该如何发现和对待卵巢发生的问题。

1.4

卵巢肿物类型真的很丰富

工作后第三年的一天，我在妇科门诊出诊，走进来一个27岁的女病人，她拿了一摞厚厚的超声报告单给我看。原来她是一个子宫内膜异位到卵巢的病人，从发现到现在已经三年多了，最初还是因为结婚一年多不怀孕，检查时才发现的。最初异位在卵巢上的囊肿直径只有2cm，现在已经长到5cm多了。而且每次来月经痛得也越来越厉害了，性生活时肚子也疼。

我给她做了个内诊检查后说："你盆腔已经出现了粘连，子宫后倾而且位置相对固定，卵巢包块的活动度也不好。"她问："那我怎么办？原来的医生和我说，只要我能怀上孕，不来月经了，对这种异位囊肿还起到一定的治疗作用。我就一直努力想怀上孕，包块每次检查都在增大，可我还是想不做手术，再等一等。可都三年多了，我还是没怀上。是不是必须要手术啊，手术了以后我还能怀孕吗？"她的表情十分焦虑。

我对她说："子宫内膜异位症发病和年龄有关，高发于育龄期，也就是25 ~ 45岁之间，可以发生在全身任何一个部位，最常见的还是咱们盆腔的脏器和壁腹膜。在咱们妇科，它有时还发生在手术刀口上。发病原因还不是特别清楚，考虑和经血逆流还有医源性种植有关系，比方说子宫内膜上皮细胞随经血逆流到卵巢和腹膜上，形成异位病灶，还有剖宫产时手术将子宫内膜带到切口上形成的异位病灶。”

我接着说：“你刚发现时卵巢上的异位囊肿小，如果能尽快怀孕，就最理想了，停经这段时间对囊肿也有一个治疗作用，异位囊肿可以缩小。但现在因为你没有怀孕，囊肿已经不断长大，对卵巢正常组织不断地侵蚀破坏，而且已经有了粘连，对你的怀孕非常的不利，建议你考虑手术。可以做腹腔镜，损伤小，把病灶清除，粘连松解，为怀孕创造条件。”

病人叹了一口气，又有点不甘心，问我：“我再等等可不可以呢？”我说：“你现在这种情况不建议等了，首先你的痛经越来越严重了，时间越长，盆腔粘连越重，卵巢正常的结构越小，而且囊肿大了，也有破裂的风险。不单单从怀孕的角度考虑，从你身体健康考虑，也建议你尽快手术吧。”

病人想了想，说：“那就做吧，结婚已经 4 年多了还没有孩子，亲戚朋友给的压力也不小，而且这月经期肚子疼真是受不了。”问好病人的月经时间，我和病人预约好等下次月经干净后就来办住院手续。

常诊手术都不选择在月经期做手术，因为一是月经期盆腔充血，盆腔手术出血容易多，二是月经期血液中激活物增加，血液不易凝固，也容易引起切口和手术创面出血多。

卵巢异位囊肿俗称“卵巢巧克力囊肿”，是因为异位在卵巢上的子宫内膜随着月经周期发生变化，每次月经时也出现出血，积血在囊肿内长时间积存犹如巧克力浆一样。如果囊肿在盆腔破裂，流出的经血就在盆腔内种植生成新的囊肿，而且引起盆腔粘连。妊娠和闭经的时候可以避免发生痛经和经血逆流，还可以使异位内膜萎缩退化。临床上治疗卵巢异位囊肿的方法就是用激素使病人闭经来达到治疗效果，对于药物治疗无效，或者异位囊肿直径 5 ~ 6cm，而且迫切生育的女性，采用手术治疗。

又来了一位 38 岁的病人，她说最近半年总是肚子胀，感觉肚子也比以前大了，而且周围人都说她像怀孕了似的，家人也督促她来医院看看到底有没有事。

妇科内诊查出她盆腔有一个大囊肿，我给她开了超声检查单，等超声检查回来果然是在左卵巢上有一个大囊肿，囊壁薄而光滑，里面有少量的分隔，直径达到 12cm。超声诊断考虑是卵巢囊腺瘤。一问病人也是五六年没做过妇科检查了，自己除了这半年感觉肚子胀，也没有什么其他不舒服的。病人刚好快来月经了，等月经结束住院手术。手术后病理结果回报和超声检查结果一致，是卵巢浆液性囊腺瘤，是常见的一种来源于卵巢上皮的良性肿瘤，约占卵巢良性肿瘤的 25%，一般病人没有什么自觉症状，如果不来医院检查很难发现，病人手术后复查恢复得很好。

接下来来的是一位 45 岁的女性，看起来面色缺乏光泽，我还敏感地发现她眼睛结膜和嘴唇都是缺少血色，这是贫血的表现。她和我说这一个多月来肚子胀得厉害，这半年来人没有力气，体重不停地下降，心里想着忍一忍就好了，因为家里婆婆半身不遂，还需要人照顾，可这几天腰疼得受不了，就来医院看看。

我给她做妇科检查的时候感觉到她的子宫有漂浮感，肯定是有腹水了，在左下腹摸到了一个直径至少有 10cm 的质地有些硬的肿物。检查完我让病人去做了一个血常规和超声检查。等结果出来的时候，病人血红蛋白仅仅 75g/L，是中度贫血，超声报告显示盆腔内有一个直径 12cm 的囊实混合性包块，内部回声混乱，有比较厚的不规则分隔，囊液回声浑浊，并且有中等量的腹水。

看到超声结果，结合病人的消瘦和贫血，我考虑这是一个恶性的卵巢肿瘤，这种卵巢肿瘤术后还需要化疗和放疗，需要在专科的肿瘤医院手术，和刘医生请示后，就建议病人去肿瘤医院进一步诊治。后来刘医生告诉我，病人手术病理结果是黏液性囊腺癌，术中发现已经有了盆腔转移，术后已经进行了化疗，这种类型的卵巢癌 5 年存活率是 40% ~ 50%。

卵巢肿瘤一般良性的生长慢，恶性的肿瘤生长快还伴有腹腔积液，并且出现消瘦和贫血等恶病质的表现。在超声检查中，良恶性肿瘤也是有区别的（图 1-12）。所以定期妇科检查对女性真的是非常非常重要，有问题及早发现和治疗，等到病入膏肓纵使任何医疗手段也无力回天。

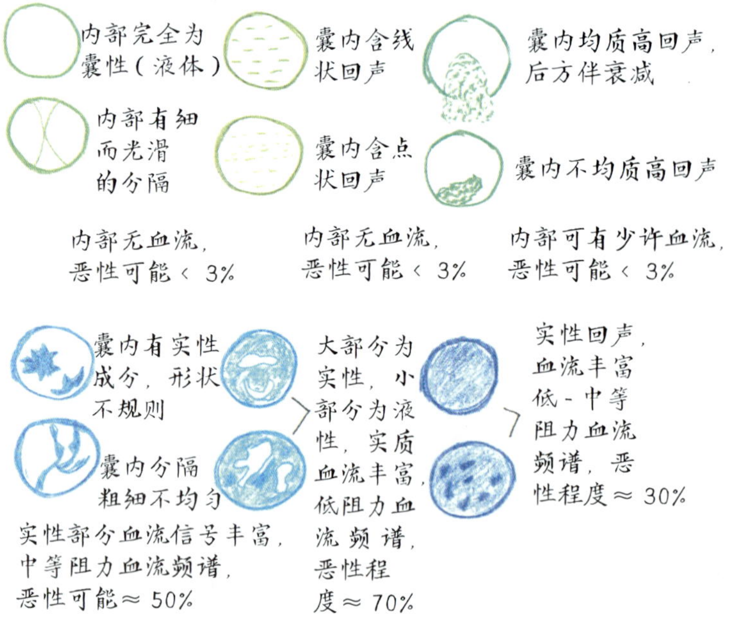
内部完全为
囊性（液体）
囊内含线
状回声
囊内均质高回声，
后方伴衰减
内部有细
而光滑
的分隔
囊内含点
状回声
囊内不均质高回声
内部无血流，
恶性可能 < 3%
内部无血流，
恶性可能 < 3%
内部可有少许血流，
恶性可能 < 3%
囊内有实性
成分，形状
不规则
囊内分隔
粗细不均匀
实性部分血流信号丰富，
中等阻力血流频谱，
恶性可能 ≈ 50%
大部分为
实性，小
部分为液
性，实质
血流丰富，
低阻力血
流频谱，
恶性程
度 ≈ 70%
实性回声，
血流丰富
低-中等
阻力血流
频谱，恶
性程度 ≈ 30%

图 1-12　卵巢肿瘤超声分类示意图

我不禁想起昨天来就诊的一对母女，是妈妈领着女儿来检查。母女俩我之前就见过，那是一年多前，因为女儿月经初潮，妈妈就带着女儿来咨询，询问来月经后的注意事项以及如何预防和减轻痛经，妈妈穿着很朴素但整洁利索，说话时很真诚认真，我还记得当时妈妈说她刚来月经那会痛经疼得在床上打滚，她不想女儿和她一样受罪，所以提前预防。这次也是带女儿来做体检，每年做个超声检查，因为上次我和她说过有些类型的卵巢肿瘤容易发生在青春期的女性身上，确实是如此，像畸胎瘤、内胚窦瘤和无性细胞瘤就是容易发生在年轻女性身上。女孩检查后结果都是正常的，我真为她有这样的一个好妈妈而为她感到高兴。父母除了盯着孩子学习盼望孩子有出息，关注孩子的身体健康也一样要放在重要的位置。

快下班时，本院呼吸科的一位医生和超声科的一位医生走了进来，两个女医生看起来都很严肃，超声科的医生说："你看她的报告单，我在她的盆腔发现双侧卵巢都有偏实性的肿物，感觉性质不好。"我看到超声报告上写着盆腔可见多个偏实性包块，边界清晰，呈肾形，内部见丰富血流信号，并可见少至中等量的腹水。

这时一个念头在我脑海里出现，我问呼吸科的医生："最近有消化不良的表现吗，有没有食欲差、恶心和呕吐？"她愣了一下，说："还真是有这些不舒服，因为这段时间科里有医生生病，夜班上得比较多，而且特别忙，可能是休息不好引起的。"

我对她说："有一种卵巢肿瘤叫克鲁根勃（Krukenberg）瘤，是来源于胃肠道肿瘤的转移瘤，不管是不是，我建议你检查一下胃肠道。"这时超声科医生也一下恍然大悟，说："我就在想这个肿瘤是什么类型的卵巢肿瘤，确实从图像上也是支持克鲁根勃（Krukenberg）瘤，那我们快去约胃肠检查吧。"两个人急匆匆走了。

检查后发现原发病真的是胃癌，而且分型上恶性程度还很高，几个月后我再见到她时，发现她消瘦得简直一阵风就能把她刮走，聊了几句，她说手术完了，还在化疗，班已经是彻底上不了了，自己身体情况还不知能撑多久，可怜女儿才上幼儿园，说的我心里也十分难受。

在之后的行医道路中，也遇到过，在工作的医院里每天做普外科手术的医生，自己得了胃癌晚期才发现，不到半年就走了；胸外科的医生发现肺癌的时候也已经是晚期，最后在风华正茂干事业的年龄永远地离开了家人。因为都是身边熟悉的人，大家不禁唏嘘感慨，作为医务人员才最容易疏忽自己的身体。然而大家互相提醒要保重身体后，又继续陷入日复一日忙碌的工作中，这样的事情在继续的发生，很多时候医生救得了病人，却忽视了自己。

那天的最后一个病人是超声科护士送过来的，她拿着超声报告单给我，非常不理解地说："我怎么就宫外孕了呢，我上次月经来了啊，就是量少，一直还没干净呢，这次做超声检查就是因为今天下午右边小肚子疼，我正好也想看看月经为什么还不干净才来医院做的。"

我看超声报告上写：右附件区异常团块，考虑输卵管妊娠？卵巢妊娠？盆腔少至中等量积液。

我对那个护士说："你真正的末次月经应该是上上个月，上个月到现在是不正常的阴道出血。你现在怀孕的位置在输卵管或卵巢上，这个位置的囊胚生长时侵蚀着床处的血管，妊娠囊破裂时经常会导致大量的出血。幸运的是你发现得还算早，现在出血量还不算多，需要尽快住院手术，如果再耽搁下去出血可就多了，甚至有生命危险。"

护士说："是啊，今天我右边的肚子开始疼，我还以为是阴道出血时间长，有炎症了呢。看来月经的出血量和出血时间不对劲也要提高警惕。"我给她开了住院单，又给病房打了电话交代了病人的情况，家属推着她赶紧住院了。

宫外孕最常发生在输卵管，也可以发生在卵巢、腹腔、阔韧带和宫颈上，如果不及时诊断和积极抢救，甚至会危及生命。第二天病房医生告诉我，她是少见的卵巢妊娠，幸亏发现得早，不然妊娠囊继续破裂会引起大量出血，那时真的危险了。

很多女性记不住自己的月经时间，等到怀孕了自己也不知道，体检时照X线片，吃了很多药物，等到知道怀孕后，不知道该不该要这个孩子，纠结得不行。还有女性发生宫外孕时根本没有意识到自己有停经史，肚子疼就吃止痛药，结果等送到医院来的时候出血太多人都已经休克状态了。所以，我再次建议每位女性要记住自己来月经的时间，还有来的天数和月经量，可以用个小本写下来，或记在手机的备忘录里，这样一旦出现月经时间和月经量的异常，就能及时发现。

卵巢肿瘤是女性生殖器常见肿瘤，卵巢恶性肿瘤是女性生殖器三大恶性肿瘤之一，至今缺乏有效诊断方法。卵巢肿瘤从组织学上可以分为体腔上皮来源的肿瘤、性索间质肿瘤、生殖细胞肿瘤和转移性肿瘤。卵巢虽小，但组织复杂，是全身脏器肿瘤类型最多的部位。卵巢位于盆腔深部，不易触及或查得。等到病人自己发觉再就医，恶性肿瘤已经不是早期，所以应提高警惕。

卵巢肿瘤发病的高危因素和遗传及家族因素有关系，20% ~ 25% 的恶性卵巢肿瘤有家族史。其还与环境因素有关，工业发达国家的女性卵巢癌发病率高。卵巢癌和内分泌因素也有关系，卵巢癌病人平均妊娠数低，未孕妇女发病多，说明妊娠可以保护妇女不患或少患卵巢癌。无论如何，定期的妇科检查可以让我们及时发现问题，有高危因素和超过四十岁的女性也建议定期做和妇科肿瘤相关的抽血防癌检查，例如检查 CA125。发现问题尽早治疗，千万别等到身体实在受不了才去医院检查，到了无法治疗的时候才追悔莫及。

了解了卵巢肿瘤的多样性后，下一节我们一起看一看发生在外阴、阴道、宫颈、子宫和附件各种类型的急慢性妇科炎症，并且看看如何预防和治疗。

1.5

各种类型的妇科炎症伴随女性的一生

妇科的炎症可以发生在外阴、阴道、宫颈、子宫和附件，可以是一个部位单独发生，也可以是几个部位同时感染炎症。急性炎症疼痛剧烈，常常伴有体温升高，治疗不及时就会迁延成为慢性炎症。慢性炎症虽然疼痛不如急性炎症那么剧烈，但病程时间长，还会继发造成组织的粘连。

在妇科门诊出诊，妇科炎症是最常见的疾病。印象最深刻的就是到妇产科工作第一年，在门诊和刘医生一起出妇科门诊时遇到的病人。有一次一个30岁出头的年轻女性一进门就说："医生，我这下面长了一个包，这几天越来越大，特别疼，都不想走路，一碰到就疼。"让她躺到诊床上，检查发现病人左侧大阴唇下半部分整个肿起来了，估测长有5～6cm，我戴上手套摸了一下，病人疼得直叫。

让病人穿戴好后，刘医生说："你这个是大阴唇深部的前庭大腺炎引起的前庭大腺脓肿，也就是常说的巴氏腺囊肿，已经有波动感了，需要住院做手术，把脓肿切开和造口，放置引流条。"病人说："还得住院啊，能不能吃点药什么的，上班不好请假。"刘医生对她说："现在脓肿已经形成了，如果自己破了脓汁流干净，炎症也能好。但就怕脓肿流的不完全，这里的炎症会反反复复发作。这几天的疼你自己也是知道的，为了自己身体好，踏踏实实手术吧。”病人仿佛下了什么狠心似的，说：“那就手术，我这也是真的有病，单位得给我假。”

住院后我们的医生给她做了脓肿切开和造口术，清理出了很多脓液。出院时反复交代她以后要注意外阴部的清洗和卫生，勤换内裤，预防细菌感染。不然即使这次治好了，将来不注意又有炎症把腺管一堵塞，又要出脓肿了。病人直点头，说：“知道了，我也得和我家那口子说要讲卫生，也有他的问题。”

还遇到一个四十几岁的妇女，来看诊时说：“医生，我这下面这几天又痒又疼，我受不了就用手挠，结果挠破了，更疼了，小便时像火烧一样。”在病人脱裤子准备检查的时候，我发现病人穿的内裤非常紧，脱的时候很费力，病人看到我注意她的内裤，就解释说：“这是我妹妹送我的瘦身内裤，穿上显瘦。”

看到病人的外阴，我就知道什么是惨不忍睹了，整个外阴都是肿胀的、红红的，看不出原本的样子，有些地方还被抓破了。手一碰到，病人疼得直龇牙、不自觉地往回缩身体。刘医生用窥器查看了阴道和宫颈，又做了内诊，确认只是外阴有问题后让病人下了床。

刘医生对病人说：“知道罪魁祸首是什么吗？夏天的天气这么热，你的化纤瘦身内裤，又紧又不透气，和一直用着卫生巾是一样的，引起了不适，这是病原体感染的非特异性外阴炎。你这种情况糖尿病的病人也容易发生，原因是糖尿刺激。外阴这个地方容易受到经血、阴道分泌物、尿液和粪便刺激，所以每次大小便后一定要擦拭干净，有条件最好能用水冲一下，来月经时要勤换卫生巾，带卫生巾时最好不要骑自行车。”

刘医生让我给病人开了一种坐浴的药和一种抹在外阴的消炎药膏。把药方递给病人，刘医生接着嘱咐她：“回去换上纯棉宽松的内裤，坐浴一天两次，一次 20 分钟左右，药膏坐浴后抹上，应该很快就会好了。”病人感慨地说，看来女同志都要注意生活中的细节啊，不然就会让自己受罪。

一次当我用窥器打开了一个阴道分泌物增多的病人的阴道时，先看见病人阴道口和阴道壁也是充血红红的，窥器一张开，从阴道里面流出黄绿色有泡沫的分泌物，还有一股臭味，我把病人的分泌物涂在了一个玻璃片上，让病人先送去化验室做一下检查。从分泌物的颜色和特点上刘医生说考虑病人是典型的滴虫性阴道炎，性生活是传播的主要途径，男同志感染滴虫后没有症状，但却成了感染源。所以这种阴道炎治疗上要夫妻双方一起用药，用的药物就是针对厌氧菌的甲硝唑或替硝唑。

不一会儿等病人回来时报告单上就是写着阴道清洁度是Ⅳ度，可见滴虫。刘医生和我讲阴道清洁度一共分四度（图 1-13），正常人的阴道里也是有阴

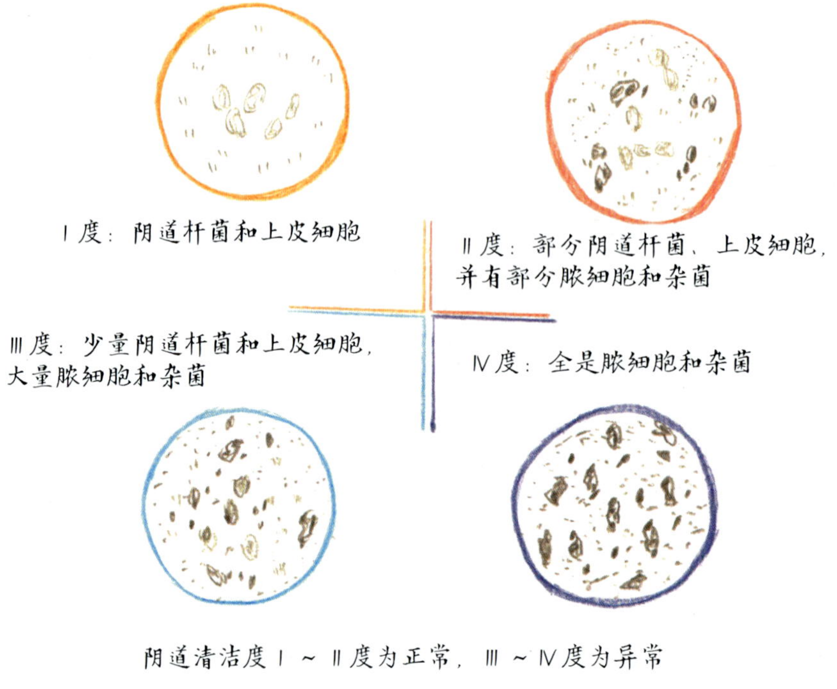

图 1–13　阴道清洁度示意图

道杆菌的，阴道清洁度Ⅰ度和Ⅱ度是正常的，但Ⅲ度和Ⅳ度是异常的，大多数都是有炎症，根据里面感染的是细菌、真菌还是滴虫，可以确认炎症的类型。

之后刘医生让我给病人开了药，告诉她一定要夫妻双方一起吃，治愈期间同房一定要戴避孕套，内裤和擦拭用的毛巾用开水煮 5 ~ 10 分钟。病人气愤地对我们说："医生，您帮我把让我爱人一起吃药的事写在本上吧，不然我和他说他也不信我。昨天我说我身体不舒服不能同房，他还说我这是阴道炎，是我不讲卫生造成的。他经常去洗浴中心，这滴虫说不准就是他带回来的，今天晚上回家我得好好问问他。"

刘医生讲，阴道炎还有真菌类感染的，叫假丝酵母菌性阴道炎，在病人身体免疫力下降的时候容易发生，比如在应用了大量的抗生素后、糖尿病和怀孕期间。阴道分泌物是白色稠厚像豆腐渣样，治疗方法就是在阴道里放治疗霉菌的栓剂。没有结婚的女性可以吃口服抗真菌的药物。和滴虫性阴道炎不一样，没有症状的性伴侣不用一起治疗。

刘医生说还有一种阴道炎是细菌性阴道炎，也就是产科时常说的 BV，是阴道内菌群发生变化造成的，原因不清楚，可能与频繁性生活或阴道灌洗使阴道碱化有关。阴道分泌物为白色且有鱼腥臭味，孕妇得了容易导致绒毛膜羊膜炎和胎膜早破，没怀孕的女性得了容易引起子宫内膜炎和盆腔炎。

宫颈炎在门诊也十分常见，宫颈口的情况妇科检查时用窥器打开阴道就可以直接看到，急性宫颈炎时阴道分泌物增多，子宫颈充血水肿，子宫颈管分泌物检查白细胞增多，需要用针对病原体的抗生素治疗。我第一次见到慢性宫颈炎宫颈糜烂的时候，是在检查一个因为性交后出血的 30 多岁的病人，原本应该是光滑的宫颈有 2/3 的面积都是糜烂样的改变，器械碰到的地方就开始出血，宫颈上还有一个带蒂的红红的水滴状的息肉。

刘医生和我说女性宫颈糜烂的发生率很高，可以完全治愈，一个人一生中可以得不止一次，如果子宫颈糜烂面积小，分泌物没有增多也没有接触性出血等情况不用处理，但像这个病人这样出现宫颈接触性出血，糜烂面积也比较大的，还是建议做激光或微波治疗糜烂面，刘医生先给病人做了一个宫颈防癌刮片，和病人说等结果出来如果没有问题在月经干净后 3 ～ 7 天来做治疗，然后把宫颈息肉用卵圆钳摘下来，让病人一会儿把息肉送病理检查，排除一下是否有恶性病变。

和刘医生出诊时的另一个下午，诊室进来一个20岁出头的女孩子，弯着腰，用手捂着肚子，非常痛苦。她一屁股坐在椅子上，曲着身子说："我一周前在一个小诊所做了人工流产，因为打工每周只能休息一天，做完手术后第二天就上班了，站的时间长，还得用冷水，当天晚上肚子就开始疼。这几天一天比一天疼，阴道流血闻着还有味，今天实在是直不起腰上不了班了，还开始发烧了，才来了医院。"

女孩的脸一点光泽也没有，看着营养状态也不好。因为阴道还在出血，刘医生让她先去做一个超声检查和查一个血常规。我对女孩说应该是急性盆腔炎。女孩验血结果白细胞 18000，超声提示宫腔积液和盆腔积液，不排除外积脓。

刘医生对病人说："你这个是急性盆腔炎，庆幸是流产宫腔刮干净了，没有积液以外的异常回声，没有残留，现在最重要就是治疗炎症，住院彻底治疗，不然以后形成慢性盆腔炎，盆腔粘连，特别容易造成不孕。"

女孩苦笑了一下："我能门诊输点液或者打针吗？我没钱，家里更没钱，还等着我往回寄呢。这次我对象来看我，我们在一起也用了避孕套，可能那避孕套是别人送的过期了，不管用。"女孩坚持在门诊输液，刘医生说本来想你住院时再做妇科检查呢，既然不住院，那在门诊查一下情况。妇科检查阴道和宫颈的分泌物都是黏液脓性的。检查时女孩碰哪哪疼，宫颈举痛，子宫压痛，附件区压痛，炎症程度真的很严重。

刘医生叹了口气，因为炎症重，一般的消炎药不见得见效，比较了好几种药的价格和效果，最后让我给女孩开了价格最便宜又能保证效果的药，开好药和输液证，女孩捂着肚子就慢慢走了。看着姑娘一步步走出诊室，我心里很难受，女孩没有公费医疗，没有异地医保，没有足够的钱，我很担心她治疗不彻底，将来真的就因此而不孕。

刘医生看到我纠结的样子，说："别说治疗不彻底了，还有多少人因为没钱就放弃治疗了。真心希望国家越来越富强，真正一步步把医疗保障落实到每一个人身上，就不会出现这样的情况了。"我知道我们的政府在这个方面一直在努力，但面对一个情况复杂的人口大国，要做到面面俱到，难度可想而知，但只要坚持下去就会越来越好。

妇科的炎症发生的原因：一是有病原体的侵入（图 1-14），二是我们自身的免疫力降低。针对这两个发病原因，我对预防妇科炎症提以下建议：首

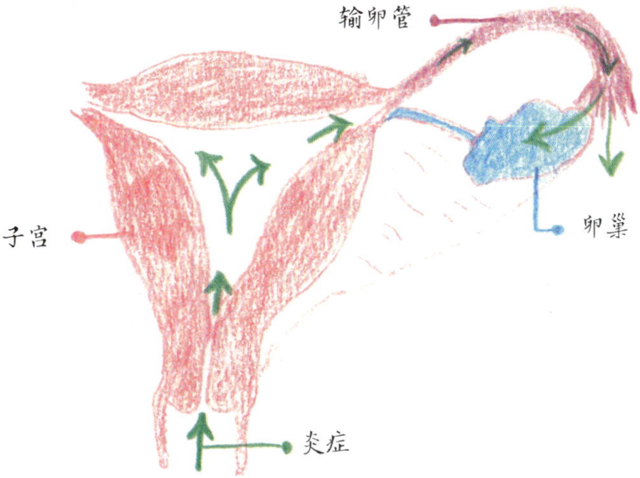

图 1-14 妇科炎症感染途径示意图

先，我们要避免过度劳累和思绪过重，它们都容易降低身体的抵抗力。我们累了就休息，尽量保持愉快的情绪，坚持有规律的锻炼，提高身体素质，增强防御疾病的能力。其次，培养良好的卫生习惯，每日清洗外阴，穿棉质透气的内裤，月经期勤换卫生巾，根据季节和天气穿衣，不要“美丽冻人”，特别是在月经期前和月经期身体抵抗力低下的时候。再次，在性生活的时候，请性伴侣一定要在性生活前清洗干净身体，特别是阴茎的包皮内，如果性伴侣有炎症和其他性传播疾病，一定要戴避孕套。然后，避免意外受孕造成的人流术和药流术，宫腔操作和长时间的阴道出血都可能造成炎症和逆行感染，甚至引起盆腔的炎症。最后，不要长期站立和久坐，站累了就坐下休息一会儿，坐时间长了就起来活动一下，不然容易引起盆腔的静脉血管曲张，导致盆腔炎症和腹痛。

爱护好我们的身体，不断增强我们的体质，妇科炎症就会离我们越来越远。我们每个人都会变老，当女性步入老年行列的时候，又容易出现什么样的妇科问题呢，下一节就让我们来了解这方面的内容。

1.6

老年人面临的几种常见妇科疾病

每每看见家里人带老年人看妇科，我真心为这些老人感到高兴，也为老人的家人点赞。老年人年纪大了，自己有什么不舒服不愿意说，也不愿意麻烦儿女，尤其是妇科有什么不舒服就更忍着了。作为老人的儿女和家人，我们在平时要多细心观察和询问。

有一次在妇科出门诊，进来了一个70岁的老人，是女儿陪着她来的。“妈，你和医生说说，是怎么不好的，要不是我发现您内裤上的分泌物有血，您还不吭声呢。”女儿对妈妈说。老人上了检查床后说：“我这几年就是外阴痒痒，最近这几个月流出来的东西也多了，天天都得洗内裤，里面还有血丝。”

我看到老人的阴道分泌物是脓血性的，看样子老人的问题已经不是一天两天了。我给老人宫颈取了一个防癌刮片，阴道取了一个分泌物。然后对老人和她的女儿说：“老人这是绝经后雌性激素下降，抵抗力降低引起的萎缩性阴道炎，我先给你们开上缓解症状和消炎的阴道栓剂。但老人家分泌物有血，所以必须送一个宫颈防癌刮片，再做一个超声检查看看子宫和子宫内膜的情况，排除一下有没有肿瘤。”

女儿一边扶着老人往外走，一边说：“妈，有什么不好一定要和我说，千万别自己忍着，你这不舒服可时间不短了，咱有毛病就来医院看，好不好？”

后来老人检查结果没有肿瘤的情况，就是老年性阴道炎，老年人这种萎缩性阴道炎非常常见，来医院检查用上些药就能缓解症状，但很多老人有顾虑，觉得这类问题不好意思和儿女说，就自己忍着，非常难受。

还有一次，一个40多岁的妇女半拽着一个老人走了进来。老人边往里走边说："我没事，我不用看病，这一早上把我拉出来干吗，我都这么大岁数了，怎么也能凑合着过。"那个妇女把老人往椅子上一按。对我说："医生，你看看我妈这是怎么了，一站着往下用力下面就有东西露出来。我陪我妈洗澡，我妈换衣服的时候我发现的，把我吓坏了，她也没和我们说。"

老人说："已经有挺长时间了，原来那东西就在阴道里不出来，最近几个月一用力就能脱出到阴道外头，排尿很困难，每次都要用手把个东西往里推才能排出来尿。"

接下来我问了老人一些分娩和产后的情况，老人一共生了5个孩子，陪她来的是最小的五女儿，平时生活上最照顾她。头两个孩子个头大，都8斤，但当时家里没人帮忙，产后也没休息几天，就喂猪下地干活，平时干啥就干啥。

老人上了检查床，我看见老人阴道口那露出的东西像是子宫颈，老人一屏气向下用一点力，整个一团肉乎乎东西都脱了出来。"是Ⅲ度子宫脱垂，宫颈和子宫体在病人用力屏气时都脱出到阴道外。"我又用手把子宫向里面试着推了推，做了一个内诊。检查完，我对母女两人说："老人是子宫脱垂，而且伴有阴道前壁和后壁的膨出，这和分娩时盆腔的韧带筋膜过度牵拉，力量减弱有关，还和产后过早参加体力劳动，特别是重体力劳动造成盆底组织张力的下降有关。"

我接着对母女说："这种因为分娩和产后体力劳动引起的盆腔肌肉韧带筋膜的张力下降，程度严重了不但会引起阴道前壁膨出，出现压力性尿失禁和排尿困难，还可以引起阴道后壁膨出，会出现便秘，排便困难。"

“老人这种情况需要手术治疗，不用开腹，把子宫从阴道切除，然后把阴道前后壁进行修补，如果不手术，不但阴道和宫颈容易感染，膀胱总是排不出尿来，也容易得膀胱炎和尿道炎。”我认真地对她们说。

老人听了后看了看女儿，女儿说：“妈，犹豫啥，咱们听医生的，把手术做了。你有我们五个孩子呢，别担心，住院时一定把爸爸和家里你养的花都照顾好。”我看见老人笑了，很幸福的笑容。我相信有这样好的孩子们，老人一定会恢复得非常好。

拿好住院单，女儿又问咱们医院这个手术谁做得好啊，我说现在在妇科的两个主任都做得非常好，听了我的话女儿放心地带着妈妈走了。往外走时与来时被女儿拽着不同，老人的脚步是放松和轻快的。虽然老人年纪大了不愿意麻烦儿女，但儿女的关心和照顾何尝不让老人感到安心和温暖呢。老人手术后恢复得很好，“再也不用烦恼每次排不出小便，也不用烦恼总有东西从阴道里脱出来了。”复查时老人像一个孩子一样高兴地对我说。

产后过早参加体力劳动，特别是重体力劳动，将影响盆底组织张力的恢复，导致子宫有不同程度的下移，慢性咳嗽、腹腔积液和腹型肥胖可致使腹压增加从而导致子宫脱垂（图 1-15）。轻度的子宫脱垂没有症状，程度严重时有

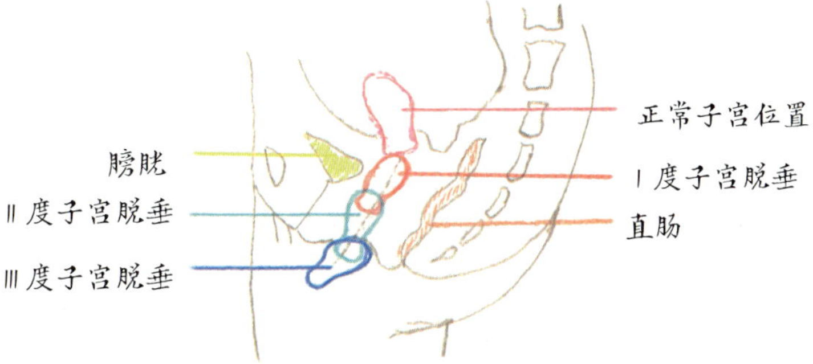

图 1–15　子宫脱垂程度示意图

阴道肿物脱出，来医院进行妇科检查就能明确诊断和划分病变程度。

还有一个病人给我的印象非常深刻，她气质非常高雅，60 岁，人很瘦，两个大眼睛在金丝边眼镜后面很有精神。她走进诊室后从包里拿出一个病历本给我看，然后说："我 3 天前来看过，绝经 5 年了，前一段时间开始阴道出血，量不多，但总有。医生也问过我吃没吃过激素类药物和含激素多的食物，但我都没有。医生给我开了超声检查单，我查了结果说内膜增厚。我不放心又去了一家医院查了超声，结果还是一样。所以今天就来请医生看看到底是什么原因引起的阴道出血。"

我一看超声报告单，上面写着子宫内膜厚度 1.6cm，回声不均匀，血流丰富。我对病人说："绝经后子宫内膜很薄，一般在 0.4cm 以下，不超过 0.5cm，但您的内膜厚度增厚，而且回声不均匀，结合您的阴道出血，所以考虑是内膜病变，接下来要做一个诊断性刮宫，看一下病理情况，决定下一步的治疗。"

病人看着我说："是考虑子宫内膜癌吧，我这两天也查了不少资料。"我说："是的，绝经后子宫出血，结合超声结果，子宫内膜癌的可能性大，看诊刮的病理结果可以确诊。"病人说："我可以住院做诊刮吗，接下来应该就是手术，这样方便。"我说可以，我给她开了住院单。她优雅地收好了病历检查单和住院单，平静地离开了。住院后诊刮结果证实她确实是得了子宫内膜癌，但因为发现得早，没有盆腔的转移，仅仅局限在子宫体，而且累及子宫肌层的深度很浅，手术切除了子宫和双侧附件，术后恢复得很好，在门诊复查时遇到她依旧是那样的优雅和平静。

子宫内膜癌是发生于子宫内膜的上皮恶性肿瘤，占女性生殖道恶性肿瘤的 20% ~ 30%，平均发病年龄是 60 岁，其中 75% 是发生于 50 岁以上妇女，主要表现是绝经后阴道出血和阴道排液，是血性液体或浆液性分泌物，同时绝经过渡期月经紊乱也要警惕子宫内膜癌。对于长期服用雌激素和他莫昔芬、有雌激素增高疾病史、绝经延迟者和有乳腺癌及子宫内膜癌家族史者，如果出现阴道异常出血，一定要及时检查，以防子宫内膜癌的发生。我还是那句话，积极预防和检测，雌激素类药物一定要在医生指导下服用，绝经后也要每年按时体检和做抽血的防癌检查。

身为育龄期的女性，避孕是一个不可回避的问题，究竟有没有最完美的避孕方法？下一节我们对各种避孕方式进行介绍和分析。

1.7
避孕那些事

我工作的第一年，轮转到计划生育门诊学习，当时对其充满了好奇。在医学院里学习时老师讲实行计划生育是我国的一项基本国策，一对夫妻只生一个孩子，可我还是觉得一家就一个孩子多孤单啊。大学最后一年实习和内科老师值夜班时，看到两个身体都不好的 50 岁左右的夫妻搀扶着来看病，缴费拿药输液，楼上楼下的跑，累得女人直喘粗气，看得我心里难受，赶紧过去搀扶一下。听两口子讲他们赶上了计划生育，就一个儿子，现在在美国读博士，成绩非常好，估计毕业之后也不回来了。我知道这就意味着两口子的儿子只能定期回来看看父母，平时看病抓药是指望不上了。但两口子还是很自豪地说："只要孩子有出息，我们就没事，没事。"

我国从 1971 年开始推行计划生育政策，1982 年把计划生育确定为基本国策并写入宪法。世界上除了中国，印度在 1951 年开始推行计划生育，但没有强制措施，是建立在民众自觉和自愿的基础上，对自觉实行计划生育的家庭进行各种补助。我不禁想，计划生育实施这么多年给老百姓的生活都带来了什么变化。

轮转到人流室时是和张医生学习，进到手术室里第一眼看到的就是妇科检查和手术时使用的截石位的检查床（图 1-16）。第一个病人是来取环的。

张医生告诉我，上环和取环的病人都是预约的，在月经干净后 3 ～ 7 天手术，还有绝经后也要把环取出来。我不禁想到了妇产科书上写的，我国占世界上使用宫内节育器（图 1-17）避孕总人数的 80%，是世界上使用宫内节育器最多的国家，这也是由计划生育政策决定的。看起来病人的年龄不小了，应该是绝经后来取

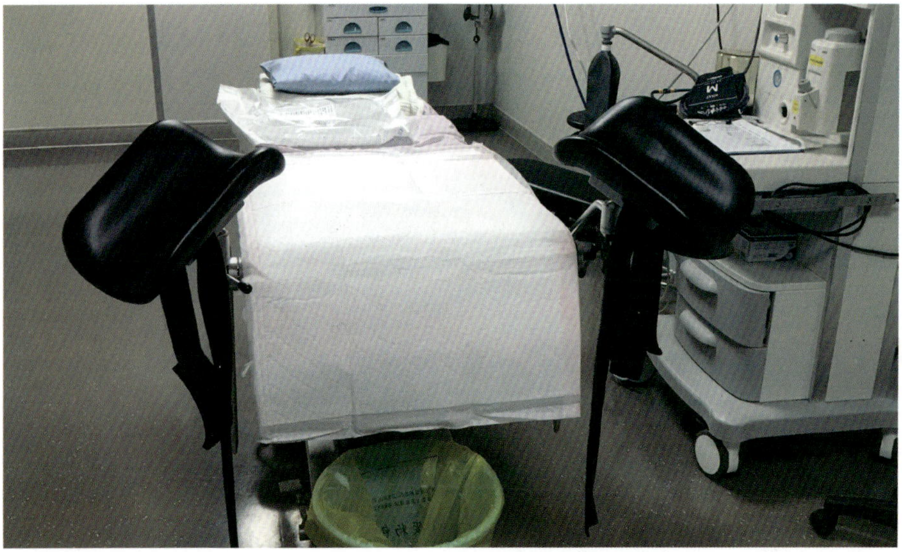

图 1–16　妇产科检查和手术时使用的截石位的检查床

环的。我问张医生：“绝经后多长时间取环啊？”张医生告诉我：“一般绝经后半年到一年就应该取了，不然子宫开始萎缩变小，环就不好取了。”

我又问：“那不取行吗？”张医生说：“那可得看运气了，没有什么不舒服一辈子也就带着了。但慢慢子宫萎缩后，环在宫腔里有一部分人会肚子疼，不舒服，那个时候取可就痛苦了。好多环时间长了都长在肌壁里面了，导致子宫颈口也难扩张，即使先给用了软化宫颈的药也很困难。我有一次取这样的环，取了一个小时，病人疼得要死，我也累得够呛。”

病人已经冲洗好了，张医生开始用一个钩子样的器械在病人的宫腔里找环，但往外拽的时候很费力。“环上了多少年了？”张医生问病人。“生完孩子后带的，孩了已经27岁，15年的时候医生让换一个，说最多最多带20年，可我查超声检查环位置挺好的，我想着坚持坚持就快绝经了，没想到一晃就27年，但挺好的，没怀孕。”病人回答。

“环有些地方嵌入到肌壁里了，好在没全嵌入到里面，现在开始可有点疼啊，但忍忍千万别动身子。”张医生一边对病人说边，一边小心翼翼地松动着嵌入的地方。

我看到病人不时发出痛苦的“哎哟哎哟”的声音，张医生也坐一会儿，让病人缓解一下疼痛，我看张医生的手也因为总是一个姿势用劲肯定很累。

终于，环的一部分出现在宫颈口外，张医生用卵圆钳夹住，旋转着把环揪了出来，应该是一个弹簧样的圆环却变成了七扭八歪的样子，上面还挂着一些血丝和子宫内膜样的东西。“这种纯金属圆环，1993年国家就停产了，虽然副作用小，但脱落和带环怀孕发生率高，这种环以后你碰到的只有取了。”张医生对我说。

张医生检查了一下环，对病人说：“挺好，环是完整的，不过宫腔里肯定有点小损伤，术后消炎药一定要吃，半个月不能同房和盆浴。”病人赶紧回答说好的，我看见她脸上满是疼痛和紧张后的汗珠，我帮她擦了一下脸，扶她回了休息间。

下一个病人接近40岁，是张医生以前的老病人，这次来是因为环到期了，来换环。一看病人面色非常好，红红的脸庞和嘴唇，非常健康。“这种‘T’形环是二代环，在一代单纯金属环的横臂上加上了铜套，提高了避孕成功率，有效时间是10年左右，甚至可以最长15年，咱们这个病人带了13年。”

环的末端有尾丝，张医生用卵圆钳一夹环就取出来了，然后和病人说：

“你带哪种环？现在二代环有和你以前带得一样的带铜的，也有带释放药物的，带药物的环肚子疼月经量多这些副作用少，还能减轻痛经。但会使月经变少，有的人还会闭经不来月经，有效期是 5 ～ 7 年。”

病人想了想：“我马上就 40 岁了，再过几年月经也该乱了，我带有药物的环，就算不来月经也没关系，我不瞎想，就怕像单位里有的人那样月经来了就没完没了的。”张医生用探针量了病人宫腔的深度，给病人选了一个大小合适她宫腔的环，用一个上环器把环推进去，上环器顶端到达宫底，然后边把环推进去，上环器就退出来了，推进去的时候环是闭合的，等上环器退出来的时候环就在宫腔里张开了形状。

“现在环的形状是‘V’形的，更接近宫腔的形状，不容易脱落，避孕成功率也高。”张医生告诉我。

然后她让我把一个复查的小条给病人拿过去，我看了一下上面写着在术后的第一、第三、第六和第十二个月需要复查环的位置，以后每年也需要查一次。我不禁想起了实习时有个病人比较粗心，带完环就没复查，不知道是来月经还是大便的时候环掉了也不知道，结果怀孕检查的时候才发现环早就不在了。

病人带完环也没休息正在穿衣服，看我进来自豪地对我说：“我生完孩子就听医生的话注意避孕，上了环也没啥不适应，我是我们单位部门里十几个生过孩子女人里唯一没做过流产的，也不像她们经常犯盆腔炎。”拿了我给她的有复查时间的小条，她就利索地离开了。

看到了好几种形状的环，我问张医生环有多少种类，张医生说环的形状和种类非常多，有带尾丝和不带尾丝的，有带药物和不带药物的，有含铜和不含铜的，以后在工作中我都会慢慢遇到（图 1-17）。

下午和另一位张医生在计划生育门诊，一开诊就同时进来两个病人，彼

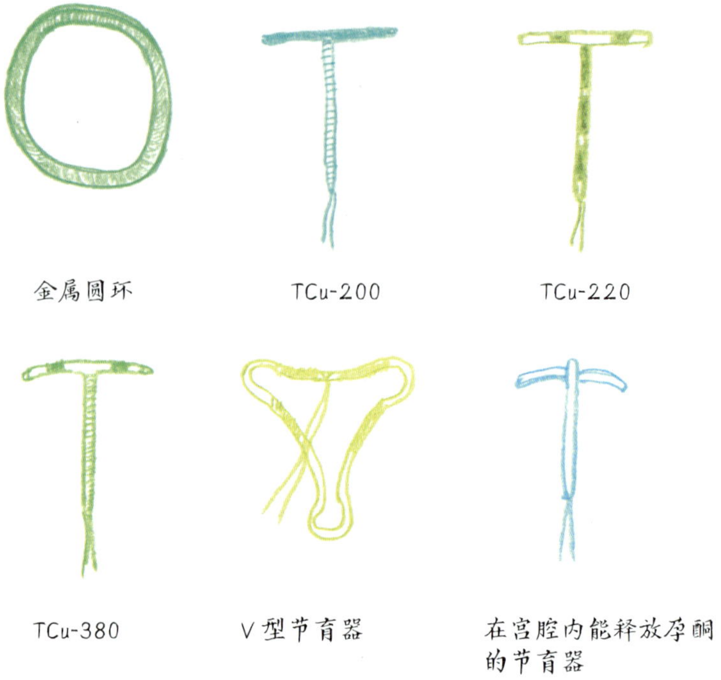

图 1–17　宫内节育器类型示意图

此间很熟悉的样子，看见张医生也很熟悉地打招呼，看得出来是老病人。两个人看起来都 30 岁左右，都在抱怨同一件事，因为上环不适应，嫌吃避孕药麻烦，还有吃药后的一些不舒服。

“你说我上环怎么就不行呢，上环后的第一个月来月经出血量还行。第二个月来月经整整出了八天血，你知道吗，我全身没劲，吃了止血药才停下来，第三个月一来月经量就多，没办法我就把环摘了。”一个病人说。另一个病人说：“我倒是出血不多，就是月经后出血哩哩啦啦没完没了，还有总是觉着肚子不舒服，特别扭，上了 3 个月实在不适应也给取了。”

第一个病人来看诊是因为她现在吃短效避孕药，就是月经第五天开始吃，每晚一片，连吃 22 天的那种，前几天忘吃了一次，想问问张医生怎么办，还有用了药两个月了，还有点恶心有事没事。张医生对她说如果漏服了第二天早上补一片，吃药后少量出血没关系，恶心如果不重不用管，3 个周期后适应就好了。还问她之前给你发过注意事项的纸条，放哪了。病人笑了笑，不好意思地说忘了放哪了，没看。

第二个病人的爱人在外地工作，每次回来都不超过半个月，她吃的是探亲避孕药，就是在爱人回来期间提前一天每天晚上吃一片，不受月经周期的限制，停药后 7 天来月经，月经量也不受影响。这次来是因为爱人过些天回来，来拿药的。

出门诊的时间就是在医生和病人不停地交流中度过的，我一直在集中注意力听张医生怎么回答病人的问题。但是突然间接触各种各样的避孕药我还是挺晕的。

这两个病人刚离开诊室，就急匆匆地走进一个年轻的病人，看起来很高兴，对张医生说：“我们家那口子岗位调整了，终于调回来了，我也不用跟着到处跑了，终于安定下来了，想把避孕药停了，看需要注意点什么？”

“你吃的是长效避孕药吧，这个月就不吃了，原来你是月经第五天吃一片长效的药，这次月经开始第五天开始吃短效避孕药，一天一片，连吃 22 天，用 3 个月，停了就行。这是给你停长效药的一个缓冲，不然容易月经失调。3 个月短效药吃完最好半年后怀孕。”张医生回答。

“这么麻烦啊，我还以为停了就行了呢，幸亏来问问。”病人笑着说。“你当时图省事，一个月吃一片方便，现在就不能嫌麻烦了。”张医生给她开了药，又嘱咐了几句，病人开开心心地走了。

又来了一个病人，生完孩子来复查，顺便咨询一下上环的时间。张医生告诉她自己生的最好满 3 个月，剖宫产的最好满 6 个月，如果给孩子喂奶，这个时候大多数人都不来月经，一定要先看看有没有怀孕再上环。最好等到不喂奶了，来一次月经后再上环更好。如果产后子宫恢复得特别好，自己生的产妇上环时间也可以适当地提前，上环前必须做妇科检查看一下情况。并嘱咐病人这段时间用避孕套避孕，不然子宫还没恢复好，一不小心怀上了做流产危险程度高。

这时候，气呼呼地走进来一个年轻的姑娘，20 多岁的样子，把一张超声报告单递给张医生，说："您看看，安全期避孕一点都不安全，我那帮小姐妹尽胡说，我月经后 3 天同的房就怀上了，她们告诉我月经期前后一周两个人在一起肯定没问题。"

张医生看了她的检查结果，确实是怀孕了。对她解释说："卵子排卵后可以存活 1 ~ 2 天，精子进入女性生殖道可以存活 2 ~ 3 天，排卵前后 4 ~ 5 天以外的时间是安全期。但问题是排卵的日子不见得都在两次月经的中间日子，情绪、健康状况、性生活这些都会影响排卵的时间，所以安全期不是百分之百的安全。"

姑娘无可奈何地叹了口气，然后选择了药流，我帮着张医生开好药方，张医生把一个服药方法和注意事项的单子给了姑娘，告诉她头两天的第一种药自己可以在家吃，第三天拿上卫生巾早上空腹来医院吃第二种药，最好有个家属陪着。姑娘神情沮丧的转身去交费拿药了。

这时候又走进来一个姑娘，文文静静的，欲言又止。张医生问："你看什么病，是怀孕了吗"？姑娘脸一红，赶紧说："医生，我还没结婚呢，没怀孕，没怀孕。"她又接着说："我想问问经常吃事后避孕药好不好？"

"当然不好，事后避孕药是紧急补救的方法，怎么能经常吃呢，一片药里含的孕激素量是平时天天吃的短效避孕药的七八倍，一次摄入这么大量，偶尔一次对身体影响不大，但经常吃，你说能对身体没影响吗？"张医生回答。

“那对吃的次数有要求吗？”姑娘问。“一个月不超过一次，一年不超过三次。你现在是不是有什么不舒服了？你都是多长时间吃一次啊？”张医生问。“我和男朋友毕业后没分配到一起，现在就两地跑，大约一个月见一次面，时间上保证不了是安全期见面，而且每次时间都是紧紧张张的，顾不上用避孕套的事，体外射精他又总是控制不了自己，所以回回都是我吃事后避孕药，这样的状态已经一年了。最近我的月经开始不规律，周期变短了，来的时间变长了，而且好像总有恶心的感觉。”姑娘回答说。

“咱们平时常用的短效和长效避孕药中雌激素和孕激素是有比例的，既保证避孕安全，副作用又小，你这样频繁地使用事后避孕药，副作用大，月经失调和恶心这些就是副作用的表现。”张医生回答姑娘。“建议你不要再使用事后避孕药了，先把月经调理好，这阶段用避孕套避孕，将来月经正常了，如果和男朋友见面次数多了也可以考虑用短效避孕药。”

姑娘好像也一下子想通了，站了起来，说：“是的，我不能再这样下去了，每一次在一起后都担心怀孕，担惊受怕的。现在我和男朋友两地分开，又刚刚开始工作，没有条件要孩子，总是这样吃事后避孕药把我自己的身体都弄坏了，如果他不用避孕套我就不同意在一起。”

张医生根据姑娘的情况给开了些止血消炎的药，让她先用着，如果不行再用激素类药给她调一下，姑娘道谢后离开了。

我问张医生：“什么避孕方法最好啊？”

张医生笑了：“现在全世界也没研究出最好的避孕方法，为了阻止精子和卵子结合，也是想尽了办法，避孕原理都是抑制排卵，干扰子宫内膜变化使受精卵不着床，还有改变宫颈黏液稠度阻止精子穿透。但哪一种避孕方法都没有达到完美，有的人上环不适应，有的人吃避孕药月经紊乱，连避孕套有人都过敏。像是安全期避孕和体外射精这些也并不可靠。”

我听着都觉得很吃惊，上午看了这么多种避孕的方法原来都有局限性，真希望下一届诺贝尔医学奖的获奖者研究出的项目就是最完美的避孕方法（图 1-18），让女性远离避孕的烦恼。

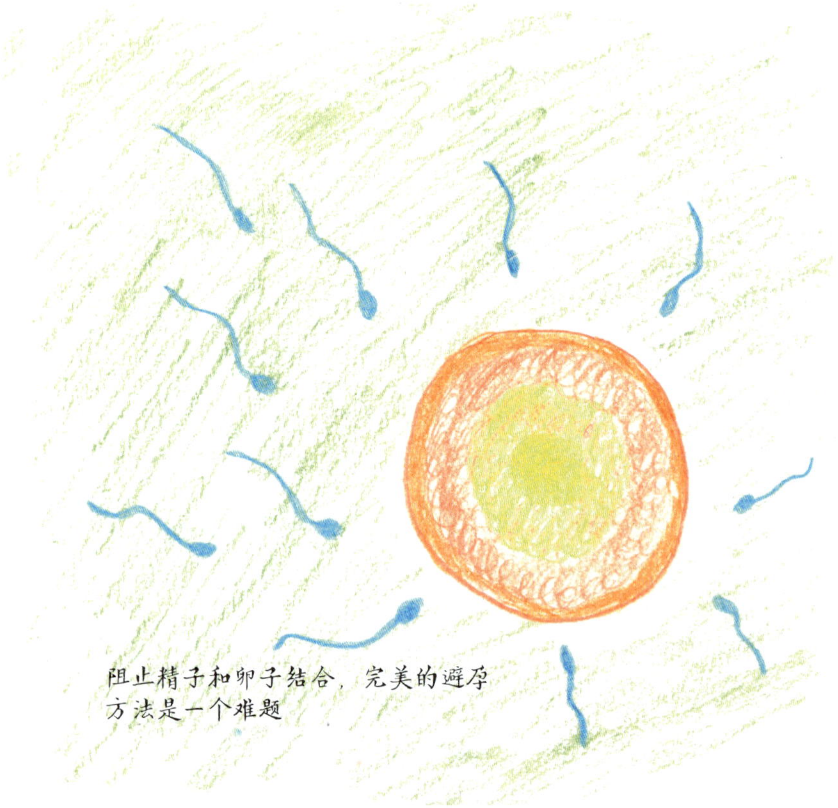

图 1–18　完美的避孕是个难题

当避孕失败了怎么办？你对药流和人流了解多少？在不得不终止妊娠的时候，如何选择适合的方式？在下一节里将进行详细的介绍。

1.8

全面了解人流和药流

在妇产科人流室工作的第一天，我换了鞋子，戴上帽子和口罩，进入了人流室。妇产科医生轮流在人流室上班，这个月是张医生，30 多岁，人很安静，看起来不像其他的妇产科医生那样风风火火，但在之后的工作中我发现她干起活来可一点儿也不含糊。

张医生跟我讲，我目前的工作是做人流手术登记，包括名字、年龄和怀孕周数这些信息，还有术中查子宫多大、是什么位置、手术情况、术后绒毛是否完整和出血量，反正表格上一大溜项目，就按顺序往下填。还有最重要的是认真看她手术操作步骤，争取尽快掌握人流术。

正说着，护士邓老师已经把一个病人带了进来，我赶紧把病人信息登记好，邓老师问病人排完尿了吗，病人说排完了。她就让病人在休息间脱下裤子后，给她穿上一个后面系带的长袍，来到手术床上开始给她冲洗。病人是截石位，就是把两条大腿分开搭高在两个支撑的架子上，然后用可调长度的可粘贴的带子不松不紧的固定住。邓老师很细心，把水的温度调得很合适，冲到病人大腿和外阴的时候温温的，看到病人感激的目光就知道。

张医生刷完手后，利索地穿好手术衣，带好消毒手套，邓老师已经提前打开了人流的器械包放在器械台上（图 1-19），从消毒台上依次拿过来两个裤套套在病人大腿上，屁股底下垫一个消毒后的单子，肚子上也铺了一个单子，最后铺了一个孔巾，就是只把病人的外阴露出来。张医生先做了个内诊，就是右手的食指和中指放在阴道里，左手在肚子上按压，查子宫的位置、大小和两侧附件的情况。我发现她右手带了两层手套，做完内诊她把第一层手套扔了，我一想就明白了，这是为了减少手术感染的机会。

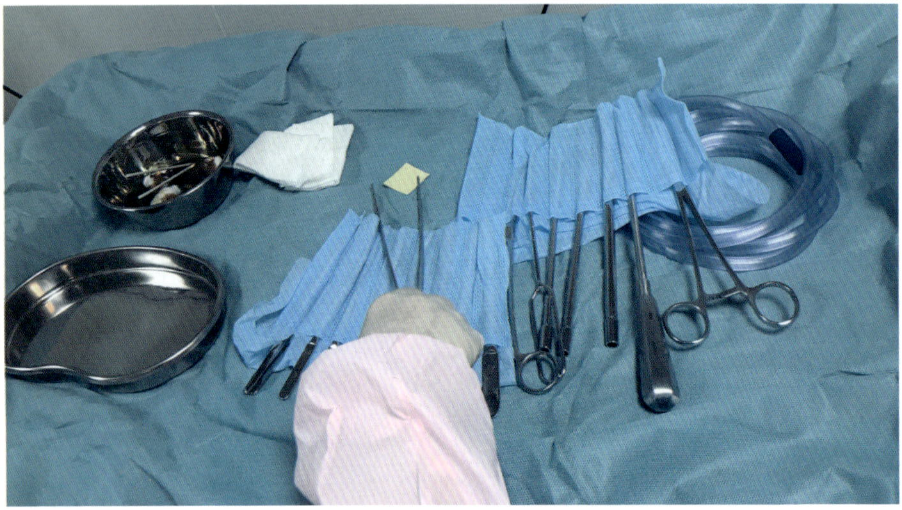

图 1–19　人流时的器械台

然后张医生熟练的上阴道窥器（图 1-20），就是上下两个像两个舌头样的器械把阴道撑开，上窥器之前张医生对病人说：“开始上窥器有点不舒服。”病人说：“没事，我能忍。”张医生继续消毒阴道和宫颈，用宫颈钳夹住了宫颈前唇。“刚才查病人是子宫前位，就是子宫体朝向腹壁的位置，我们夹子宫前唇固定好子宫位置，下面咱们开始下一步操作。”张医生边做边详细地给我讲。

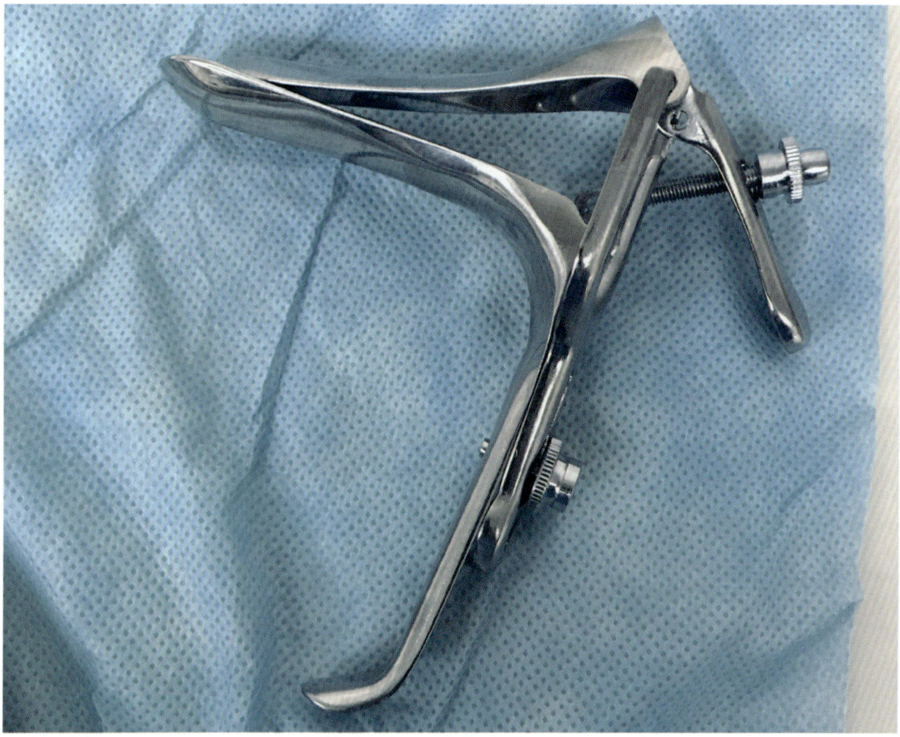

图 1-20 阴道窥器

她在器械台上拿起一个细长的铁针，掰成顶部向上弯的形状，往宫腔里放，对我说：“这是探针，根据子宫位置往里放，方向别反了，前位子宫探针往上翘，探到宫底，这上面有刻度，就是宫腔的深度，一会儿吸管吸时千万别超过这个深度。”

我又看见她按着从小到大的顺序，拿起一个比一个直径大的扩张宫口用的铁棒样的器械给病人扩张宫口，边操作边对我说：“这是扩宫棒，从五号开始扩宫，扩张到比你准备用的吸管大半号或一号，没生过孩子的人宫口紧，不容易扩，慢慢来，还要注意病人有没有不舒服的反应。”我赶紧问病人有没有不舒服，病人说，没事，生过孩子，是顺产的。

我看见邓老师帮张医生把人流管接好了，张医生接着对我说：“病人孕六周，用六号吸管就行，七周以上再用七号吸管，用之前先试一下漏不漏气。”我看她把管弯过来捏紧，踩了一下负压吸引器。“现在咱们开始吸了，有点疼，记住身体千万别动，如果动了可容易穿孔。”张医生对病人说。我看见邓老师也到了病人身边去和她说话缓解她的紧张情绪。“顺时针方向吸一到两周，感觉宫腔变小，宫壁粗糙，没有滑的地方，慢慢取出吸管。”张医生边吸边告诉我。这时我观察病人紧紧地咬住牙关，额头上开始有了汗珠，双手紧紧抓住床边的把手，保持身体不动。

“看吸管上是血性泡沫，说明吸干净了，用小刮匙再刮一周，注意两侧宫角部，如果有滑的感觉一定要注意，要再刮干净，这些感觉你自己以后慢慢体会。”张医生拿出刮匙，利索地卸下窥器。“做完了，子宫收缩挺好的，一会儿休息好后，把预防感染和促进子宫收缩的药取上。记住，出血两周不干净一定来复查，一个月不能同房不能盆浴。”张医生嘱咐病人。

我和邓老师把病人扶到休息间床上，我禁不住问了一句：“您怎么意外怀孕了？”病人挺不好意思地说：“我爱人在外地办事处工作，我因为孩子上学没跟着去。上次爱人回来，晚上家里正好没有避孕套了，想着就一次应该没事，没想到就怀上了。做手术时，孩子爸爸在外地也赶不回来了，孩子上学，我就只能自己来了。”

安置好病人，我看邓老师正在小盆里找绒毛（图 1-21），慢慢我知道找绒毛是看胎囊完不完整的重要一步，也是判断手术有没有做干净的关键。我看到一堆血糊糊的子宫脱膜和血块，邓老师镊子一夹，一团白白的肉样的东西被夹出来，放在清水里，散开的绒毛就像菊花一样。“胎囊全的，大小符合六周。”邓老师对张医生说。

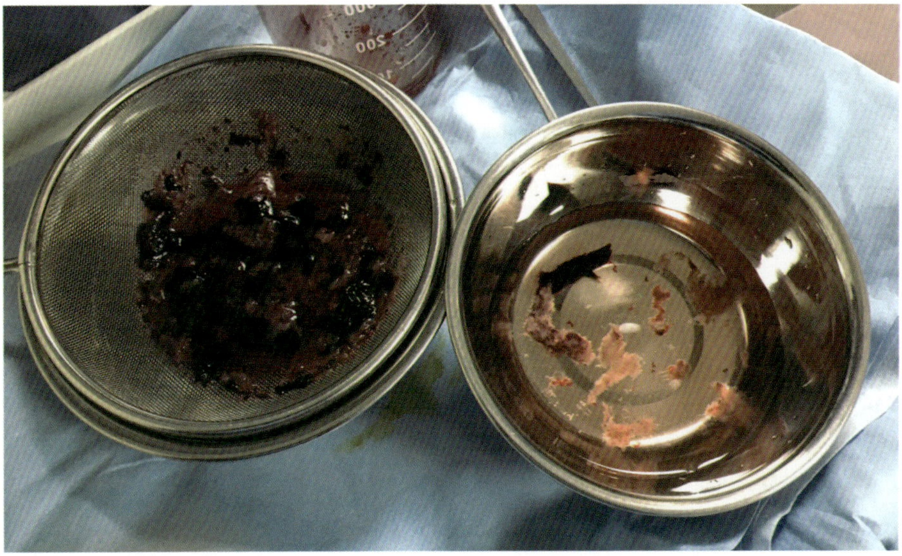

图 1–21　术后查找绒毛（左侧小盆中漂浮的白色块状物就是绒毛）

我把术中的情况登记在人流本上，下一个病人已经被邓老师带了进来，她边往里走边和邓老师交谈。我听见邓老师有点责备地问她："怎么又怀上了，这才半年不到，你说你三年做四个，身体还要不要了。""你说我怎么办啊，生孩子那会孩子体重大，生完孩子子宫口松，带了两次环都掉下来了，吃避孕药也不行，一吃上月经就乱套了，来了就没完没了。"病人无可奈何地说。

"那戴避孕套不行吗？"邓老师问。

"我倒是和我那口子说了不少次，可他说啥也不愿意，说戴上套不舒服。我真都想做结扎了，可又下不了决心。"病人回答。

脱完裤子，病人在手术台上躺下，邓老师给她冲洗，两个人还在聊，因为是企业的职工医院，同事亲属之间的交叉关系使很多人之间都认识。上台后张医生内诊一查，说："你这子宫真够软的，这么频繁怀孕做流产，很容易子宫不收缩出血，手术风险也大，容易穿孔，你今年还不到 40 岁，离绝经还有不少时间呢，好好避孕吧。”

病人叹了一口气，说：“我和我那口子商量一下，我是一点也不想干那事，一想起做流产都怕了，可我那口子非要不行。哎，我还这么容易怀孕，不行真的就做绝育吧。”

手术中张医生的表情是很严肃和专注的，每一个动作都很小心。“给这种子宫做人流，如履薄冰，子宫肌壁就像豆腐，软的都没感觉，一不注意就穿孔了，频繁流产和产后哺乳期内怀孕的子宫都是这样，而且手术后子宫不收缩容易出血。还有剖宫产术后有疤痕的，也要特别注意穿孔的问题。”

负压吸引完，张医生让邓老师给病人扎上液体，输上缩宫素，看到出血不多才放下心来，对病人说：“这次没事是你幸运，给你用上缩宫素了，帮助你子宫收缩，术后好好休息，考虑一下是不是要做绝育。”

下一个走进来的是一个年纪不大的姑娘，一看她的眼睛里就看得出，她的心里充满了恐惧和担心。让她把裤子都脱掉，她慢吞吞地不愿意脱。邓老师说：“你可得想好了，一会儿做的时候还疼着呢，是第一次怀孕吧，干吗不要呢？”

一听邓老师问她的话，姑娘眼泪就下来了。原来她和男朋友还没有结婚，男朋友的母亲对她一直不满意，嫌她的学历是中专，老家还是农村的，家里条件也不好，一直劝儿子和她分手。听到她怀孕的消息，她以为男朋友一定会非常高兴，甚至会和她结婚。没想到男朋友刚开始说那就把孩子留下来吧，没过了几天就听他母亲的话，劝她把孩子打掉。而且男朋友的母亲还到处和人说，没结婚就做出怀孕这样的事，我们家可不敢要。

姑娘听到男朋友母亲这样说很生气，就想偏要把孩子生下来。更让她没想到的是这个时候男朋友居然到外地出差，一个多星期都没有消息。想想男朋友肯定是有意躲着她，姑娘心灰意冷来做流产，因为怀孕时间过了 7 周，药流也做不了，只能人流。

我心里想这样的男朋友快分手吧。姑娘止住了哭声，还是跟邓老师去了手术间。冲洗阴道的时候，姑娘就大叫起来，邓老师说我尽量轻点，但得冲干净，不然有脏东西在里面容易术后感染。等张医生上台窥器一放到阴道里面，姑娘就紧张的身体扭动起来。张医生对她说："一会儿手术的时候千万别动，你没有生过孩子，一会儿扩张宫颈的时候肯定特别难受，你要尽量放松。"我不自觉地走到姑娘的旁边，握住了她的手。

果不其然，扩张到 6 号扩宫棒的时候，她就已经控制不住的大喊起来，脸色苍白，大汗淋漓。"是人流综合征，测心率和血压。"张医生停止了手术，对我和邓老师说。测量结果高压 85mmHg，低压 55mmHg，心率 55 次 / 分钟，血压心率都有下降。"给阿托品一毫克肌肉注射。"张医生对邓老师说。我在旁边帮姑娘擦着汗，不停地安慰她，让她放松。

打完针，过了一会儿姑娘好多了。"医生，您继续做吧，我能行，反正这孩子怎么也得流了。"姑娘眼角流下了两颗大大的泪珠，但整个人平静多了。因为姑娘是怀孕 8 周了，张医生扩宫到七号半，用七号吸管，动作尽量轻柔。你想活生生地把长在子宫肌壁上的一块肉用负压吸下来，那该是怎样的一种疼痛。而且无论什么原因放弃孩子，这种失去孩子的痛苦也在折磨着躺在手术台上的姑娘。

但令我吃惊的是，姑娘紧闭着嘴，不发出一点声音，我看到她紧握着拳头，指甲深深地抠着掌心，快吸完的时候看她疼的整个头都在发抖，牙齿也发出摩擦的声音。

下台的时候，她一点力气也没有了，我扶着她到了休息间，她躺在床上，两个眼睛看起来空洞洞的，一句话也不说。我和她说你好好休息。等看邓老师查完胎囊，我把登记本填好，不由自主地去休息间去看那个姑娘。

姑娘已经穿好衣服，收拾好东西正准备走。我说：“术后注意事项都知道了吧，药别忘了吃，这两周好好休息。”姑娘看着我，说：“谢谢你们了，以后我会好好的，我明白人只有靠自己，我不会再对他有什么期望和幻想了。”和张医生、邓老师道完谢，姑娘离开了，和来时的恐惧和担心的目光不同，在她的眼睛里我看到了坚定和力量。

姑娘刚出了门，我正想问邓老师下一个手术病人叫谁，门诊护士和一个家属把一个病人架了进来。“药流术后残留出血，得立刻清宫。”门诊护士说。我和邓老师把病人直接搀扶到手术台，帮她脱掉裤子，我发现她整个裤子都被血浸透了，还在不停地滴滴答答地往下流血，心里奇怪怎么出这么多的血。

张医生走进来，生气地对病人说：“你怎么这么不听话，昨天吃完第二次药流的药让你在医院里观察，等胎囊排出来出血不多才能离开医院，你倒好，不吭声你就走了，现在大出血多危险啊。”

病人出血后的脸色很不好，抱歉地看着张医生，没说话。手术室张医生上台打开窥器一看，阴道里清出来一大团积血，一团肉样的组织堵在宫颈口里，张医生用卵圆钳把宫颈口的东西夹出来，又用吸管把宫腔吸干净，子宫的出血终于停止了。

把病人扶到休息间，家属叫我们帮忙送来一杯红糖水，喝完之后她恢复了精神，脸色也好多了。我给她登记信息的时候，她和我说：“这次知道教训了，以后得听医生的话，昨天吃完第二次药，看没什么太大反应，阴道出血不多，我就想先去上班吧，等流完了再休息，没把要留在医院观察这件事太放在心上。今天，我拉着一车人在路上，还是乘客发现我屁股底下座位垫子上都是血，提醒我的，真是丢死人了。”

原来病人是一位公交车司机，性格大大咧咧的，平时身体好也没生过啥病。这次意外怀孕做的是药流，第一天和第二天一共吃了 6 片米非司酮，第三天早上张医生让她空腹来吃三片米索，吃完在医院观察，没想到她没打招呼就走了，结果胎囊堵在宫颈口排不出来，引起了子宫不收缩，出了这么多的血。

我心里想，真是心大的病人，幸亏及时来医院，不然出血不止多危险啊，但即使这样的出血也是伤身体啊。真心希望她术后好好休息，增加营养，把自己的身体放在心上。张医生又给她开了一个血的化验，让她查个血色素，了解出血的情况，看有没有贫血。

又一个病人上了床，我看病人40多岁，脸色和嘴唇都很苍白，就问她："您是不是有贫血啊？"她回答我："是啊，我这月经不但没规律，一来就没完没了，开始时吃止血药，后来又吃医生开的避孕药，都不行，都中度贫血了，这不，医生让做个刮宫把血止了，还说送什么病理。"

"这是诊断性刮宫，一方面止血，另一方面把刮出的内膜送病理，看看内膜的病理类型，判断出血的原因，对月经失调的病人，像功能性子宫出血适用。"张医生告诉我。

"对，对，医生是说我就是功能性子宫失调，一来月经二十几天不干净，天天带着卫生巾，都烦死了。"病人说。

我看见张医生用刮匙，按照宫角宫底宫体部有顺序地刮子宫的内膜，放在纱布上面，然后把内膜都装在一个小瓶里，之后让病人送病理科。看到病人的内膜量很多，张医生又用吸管给病人吸了一圈。

"嗯，子宫收缩了，宫腔也干净了，至少近期内不会出血了，给你开点补铁的药，也多吃点红豆、红枣、瘦肉，把失血补回来，记得吃消炎药，两周内不能同房，不能盆浴。"张医生对病人说。

"只要不出血就行，我就谢天谢地了。"病人说。张医生边摘手套，边对我说："诊断性刮宫对不孕症的病人刮宫时间是月经前12小时内，还有怀疑子宫内膜癌的病人也要做诊断性刮宫。"

接下来又做了一个流产，除了病人痛苦的叫声一切都还顺利，一看表已经十一点半了，还有最后一个病人，看邓老师在收拾器械，我去叫病人。

门诊候诊座位上只有稀稀拉拉的几个人，我注意到了一个女孩子，很年轻，20岁左右，初冬的天气已经挺冷了，女孩的毛衣领子很低，露出大片雪白的前胸，穿着一条很短的裙子，黑色的丝袜，半高的靴子，看的我都替她冷。

我想着，病人不会是她吧，刚说出名字，女孩就站起来了，朝我走来。边走边抱怨说："约我10点来，看看都几点了，让我等了这么长时间。"我解释说病人是分两批，8点和10点，每个人手术时间长短不一样，遇到疑难的需要时间多。

女孩很不屑地看着我，"解释什么啊，快点给我做。"我和张医生交换了一下眼色叹了口气，暗地里想："现在的孩子呀！"

张医生问她："你没有生过孩子吧，怎么不做药流呢，对子宫损伤小，也对你以后怀孕好。""得了，别提那个戴黑边眼镜的医生了，唠唠叨叨地说药还要分3天吃，最后一天还要在医院观察什么能不能排出来，说不成功还要清宫，我才不费那个力气呢，做手术做完就完了，多痛快。"女孩说。

看女孩无所谓的样子，我们就让她上了手术台，邓老师一冲洗她就开始叫，身体不停地动，等上了阴道窥器，女孩折腾得更厉害了。张医生对她说："你这样我们可做不了，不行你还是去做药流吧。"女孩想了想，下了狠心，点点头，说："做吧，我忍着不动。"之后整个过程我都在女孩的身边安慰她，也及时提醒制止她身体的扭动。她一直又哭又骂，应该是一个男人的名字，说什么你痛快了，怎么倒霉的都是我，骂着骂着，她忽然间安静下来了，说："我想妈妈。"然后就不出声一直掉眼泪。

不知道为什么，我也很难受，张医生尽量轻柔地扩宫颈，用小号吸管减少对女孩子宫腔的损伤，做完了，陪着女孩到休息间，我帮她把被子盖上，总觉得她还是个孩子。只露出脑袋和黑黑的头发在被子外面，我发现女孩的两个眼睛又大又清澈，但又有着深深的忧伤。

“姐姐，你们一定很瞧不起我吧，觉得我这么小就来做流产，还一点也不知道不好意思。”停顿了一下，她接着说：“你知道吗，三年前我爸爸有了别的女人，我妈妈就天天和他闹，先是吵，然后两个人就动手打，但爸爸还是经常不回家。我劝他们，他们就像没看见我一样不理我。然后妈妈把我送到姥姥家住，只是偶尔会来看看我和姥姥，听姥姥说他们还一直在争吵中，妈妈坚持不离婚，爸爸就不回家，妈妈就天天去爸爸单位闹，后来……”

女孩又抽泣起来，说：“妈妈有一天来看我，很奇怪地对我说了很多好好照顾自己的话，说她的人生很失败，她不甘心。没想到，第二天妈妈就走了，她找到了爸爸和那个女人，当着他们的面用一把刀结束了自己的生命，她想让爸爸一辈子都内疚。

“之后爸爸陪了我几天，就走了，除了给我生活费很少能见到他，姥姥年纪大了，又受了刺激，身体也越来越不好，我心里的难受只有他知道，只能和他说，就是让我怀孕的人。”女孩深吸了一口气平静了一下自己，然后就不说话了。

我深深理解了家庭不和睦给孩子带来的是什么样的伤害。我握住了女孩的手，说：“好好休息，以后不要再意外怀孕做流产了，不然真的等你想做妈妈的时候就怀不上了，你这么年轻，还有很多好日子要过呢，为自己活，开开心心地活。”

把人流登记本填好，已经12点了。我看了一下，一上午做了5个人工流产，一个药流术后出血清宫，一个诊断性刮宫，一个绝经后取环，一个取环加上环，一共9个病人。

我问邓老师，天天都这么多吗，邓老师说：“今天不算多，多的时候一上午做过 15 个手术，几乎就是流水作业，一刻不能停，一上午都沾不到凳子坐一下。” 张医生问我：“怎么样，一上午有什么感受？你要永远记住，给病人的每一次人流操作都要拿出第一次动手时的认真和小心，因为每一个病人的情况可能都不一样，不要因为自己的经验而大意，一放松就容易出问题。”我回答：“我记住您的话了，嘿嘿，今天一上午的感觉就是充实。”

走到门诊候诊大厅，我向上伸了伸胳膊舒展了一下身体，这时看见门外一个高大的男孩子正扶着那个做完流产的女孩慢慢地向远处走去。

下午，我在计划生育门诊和另一个张医生出诊，诊室进来一个面带愁容的中年妇女，进来后反手就把门关上了，坐在我和张医生的面前，压低声音说：“我带我女儿来做药流，待会她如果不想做了，你们帮我劝劝她，她才 19 岁啊，今年刚上大学一年级，如果要这个孩子她以后的生活可就全都改变了。”这个妈妈边说着话，眼泪边开始往下掉。

原来女儿今年上大学，因为长相漂亮个子高挑，又擅长唱歌跳舞，一入大学就进了学校的文艺社团。结果被一个三年级的男生喜欢上了，男孩子家里很有钱，对她女儿出手很大方。有一次她发现女儿从学校周末回家时身上穿的衣服不是自己给买的，看起来很贵，偷偷查了一下牌子吓一跳，原来是很贵的品牌。

她赶紧问女儿衣服是哪里来的，女儿开始不说，问了半天终于说自己有男朋友了，是男朋友送的。她一下子感觉就不好，忙提醒女儿交男朋友可以，但不要关系太亲密。没想到，交往不到 3 个月女儿真的怀孕了，还是她发现家里纸篓里的早早孕试纸才知道。

于是她和爱人赶紧到处托人打听男孩子的情况，正打听到那个男孩子已经有过好几个女朋友了，就喜欢漂亮的女孩，前几个女朋友还有社会上的，据说是把对方搞大了肚子就用钱摆平。

她和爱人商量怎么劝女儿打掉这个孩子，又不伤孩子的自尊心，于是就拿年纪小怀孕生孩子对身体不好来劝女儿，可女儿根本不听，坚信她的爱情，说生完孩子还可以继续读书，还给她们讲电影《爱情的故事》。

可是等到女儿和男朋友说完她怀孕的事，男朋友果断地让她打掉孩子，说手术的费用他都负责，但孩子绝对不能要。看到失魂落魄的女儿，就知道那男孩子是不负责任的人。她和爱人给女儿做了半天工作，女儿这才同意到医院。

等她的女儿进来的时候，我发现女孩子真的是很漂亮，一米七的个子，就是脸上看不出任何表情，张医生问了她的末次月经时间，然后让她先去做一个超声检查看看孕囊大小，如果怀孕大小在 7 周以内就可以做药流。

等后来女孩检查回来，张医生交代药流注意事项的时候她也是一直不说话，目光一直呆呆的，好像在想着什么，妈妈关切的目光一直都没有离开女儿。我想这件事，对女孩来说也是上了深刻的一课，虽然现在痛苦，但对于什么是爱情，将来她会有不一样的看法和选择。

接下来又接待了几个来做药流和复查的病人，有两个超过两周还出血的药流病人，张医生就让她们复查了超声。

其中一个病人张医生说胎囊虽然排出来了，但里面还有很多残留物，建议她做清宫，因为这些残留物不清除，出血就不会停止。另一个病人宫腔里很干净，张医生就建议她先吃些止血消炎的药观察一下，一种可能是出血时间长引起了感染，还有一种可能是人为的流产打断了正常妊娠的过程，引起的激素水平失调导致的月经紊乱，如果用了止血消炎药出血还不停止，就接着用激素类药物帮她恢复月经周期。

张医生和我讲药物流产是有要求的，要求怀孕时间≤ 49 天，年龄＜ 40 岁，但如果对米非司酮或前列腺素类药物有禁忌证的禁止使用，例如肾上腺和其他内分泌疾病、血液病、青光眼、哮喘等，有过敏体质、妊娠剧吐、长期服用抗癫痫及抗抑郁药的，也禁止做药流。

在接触人流和药流病人的时候，会感受到疾病之外的很多社会问题，我想起那个丈夫不愿意避孕，结果妻子多次做流产的，真是男人不配合避孕，受罪的是女人。那个被男朋友妈妈不看好的姑娘在离开人流室的时候，应该明白婚姻美满的基础是彼此给予的尊重和平等。想到那个缺乏家庭温暖做人流的女孩子，父母婚姻的不幸给孩子带来的是无尽的伤害。那个上大学做药流的女孩通过这件事之后应该明白，人的一生中可以犯错，但要认识到自己的问题，以后擦亮眼睛看人，不再犯同样的错误。

因为非妊娠意愿的意外怀孕逐年增多，人工流产率上升的负效应真的都显现出来了。人流后导致的月经失调，宫腔盆腔的炎症和粘连，占了不孕症病人病因相当大的比例，助孕和试管婴儿已经成为很多人最后的选择。无痛人流的出现也让手术看上去不那么恐怖，虽然手术的时候没有疼痛，但是手术对女性身体和心理的伤害依旧无法抹去。

所以我建议女性朋友在不想怀孕的时候，一定做好避孕措施。意外怀孕，最后做流产遭罪的是女性，特别是还没有宝宝的女性，为了将来能顺利怀上宝宝，一定要爱护和珍惜自己的身体，避免人工流产和药流对身体的伤害。

说完了药流和人流，在下一节里我们一起走进妇科手术室，看一看妇科医生是如何通过手术的方式治疗子宫和卵巢的肿物的。

1.9

一起走进妇科手术室

我所在的医院的妇科病房一共有 18 张床位，范医生和何医生各负责 9 张床，我跟范医生学习，上级医师就是我们妇产科的王主任。

我刚到妇科的第一天，就赶上了手术日。医生迅速地查房，给需要换药的病人手术刀口换药，给上星期一手术的两个病人拆线。这两个病人想今天出院，范医生和病人说活动后观察一下刀口，没问题的话下午就可以出院了。然后写病程记录，两个出院病人的病历就得等下手术后找时间写了。

在护士站我看了一下今天的手术安排，一共 3 台手术，前两台是子宫切除术，最后一台是卵巢囊肿切除术。

第一台手术的病人 8 点半就被手术室接走了。手术室台上，王主任是主刀，范医生一助，何医生二助，我在王主任的身边做第三助手。我的工作就是拉钩，然后就是伸长脖子看手术的每一个步骤。手术刀口就那么大，术者的视野是最清晰的，而且手术越往下做进入腹腔的深度越深，就像打井一样，我就得使劲地寻找能看到的角度去看手术。总之脖子、腰和小腿都十分较劲。

我看见王主任利落的开腹，有小的血管出血，范医生就用电刀电凝一下，血就止住了，两个人配合得非常默契。进入腹腔后，我看见王主任把整个子宫向外提，正常容积 5ml 的子宫变得像怀孕四个多月的子宫那么大，表面上有好多个不同程度外凸的浆膜下肌瘤，最大的一个正好在前壁，直径估计有5cm那么大。何医生说：“难怪病人尿频的那么严重，这么大一个肌瘤顶着膀胱，可不是憋不住尿吗。”

王主任把整个子宫都摸了一遍，又把双侧卵巢输卵管都看了一下，又把腹腔能看得地方都检查了一遍，确认只有子宫有问题后开始切除子宫。钳夹子宫两角，缝扎圆韧带，双重缝扎骨盆漏斗韧带，其中的动脉和静脉必须都缝扎紧。王主任尽量把每步动作放慢，并且告诉我每一步是做什么，但我已经看得眼花缭乱了，实际操作和背诵书本区别还是很大的。看着王主任和范医生剪断了骨盆漏斗韧带和圆韧带，四对韧带已经处理完了两对。

我又看到王主任剪开膀胱腹膜反折，将膀胱向下分离，又分离宫旁组织，剪开阔韧带后叶后，我看到王主任仔细地摸到输尿管所在位置，并且往后侧身特意让我看了一眼。然后缝扎了子宫动脉，处理了子宫骶骨韧带和主韧带。我看到手术在腹腔的深度不断加深，我很惊叹王主任和范医生在那么小的手术空间里娴熟的处理每一步，我在旁边尽量踮脚侧身伸长脖子，都不能完全看清手术的操作，我也明白了手术的技术水平高低，是在这种困难的手术条件下才能真正显示出来的。

我听到王主任说阴道穹窿剪开了，一会儿子宫被摘除离开了病人的身体，接着阴道的断端被消毒后缝合。检查断端和各个缝合点没有出血，连续缝合盆腔腹膜，逐层缝合腹壁。

一台手术下来，我觉得腰酸腿疼，看来妇科手术虽然数量不如产科病房的剖宫产多，但每一台的强度可比剖宫产大，不禁感叹手术医生必须得有好身体和好体力，也非常敬佩王主任和范医生在手术台上工作了这么多年，依然如此精力充沛。

下台后，范医生用手术刀切开了那个巨大的子宫，子宫的肌壁上镶嵌了一个个颜色比子宫肌壁白，质地比子宫肌壁硬的肌壁间肌瘤，有一个直径大约 3cm 的肌瘤位置凸向了宫腔里。范医生指着这个肌瘤说："看来病人月经量增多的原因在这，这个黏膜下肌瘤扩大了子宫内膜的面积，并且影响子宫收缩，并且使附近的静脉丛受压充血和扩张，导致月经量增多，经期延长。"

手术间歇，我和何医生回病房给病人开术后的医嘱，写完病程迅速赶回手术室。下一台手术是子宫次全切术，和上一台手术比较起来，就是在子宫颈的内口的水平做了一个楔形切除，把子宫体切除下来，然后子宫颈残端做缝合。范医生说病人是功能性子宫出血，保守治疗失败，年龄比较小，宫颈检查正常，病人自己也要求保留宫颈。

再下楼开术后医嘱，写病程，已经快中午一点了，迅速地吃了口同事帮忙在食堂打的饭，然后参加第三台手术。

进入病人腹腔，我们看到右侧卵巢部位是一个 10cm 左右的肿物，从外表看和检查里面不全是液体，正常的卵巢组织已经看不到了，看来只能切除了，不能做剥离手术了。检查完子宫和对侧卵巢都是正常的，又检查了腹腔的情况，就把整个肿物切除，断端缝扎，手术很小心，肿物也没破。

卵巢肿物的良恶性质很不好确认，特别是囊实混合性的肿物。我们送了术中病理，等结果回报，如果是良性，就关腹，如果是恶性，就扩大手术范围。回报结果是良性，我们也替病人松了一口气，开始关腹。

正以为今天的手术结束了，手术室护士说妇科病房来电话有急诊需要手术，病人已经到病房了，叫我们快下去。我和何医生迅速地换完衣服一路小跑回到病房，病人是一个 20 多岁的年轻女孩子，门诊病史上写着昨晚有性生活后出现右侧腹痛，今天白天出现持续性的下腹坠痛，没有停经史，处于两次月经中间，尿妊免试验阴性，没有怀孕，超声结果是右附件区包块和盆腹腔大量积液。

目前病人血压高压 80mmHg，低压 50mmHg，已经出现了轻度休克的症状。我们立即做了一个腹腔穿刺，抽出的是不凝血。根据病人的临床症状和化验检查，黄体破裂的诊断基本明确了。立刻和家属交代病情签手术同意单，通知手术室，这边护士做术前准备，大家立刻分工行动起来。

黄体破裂和宫外孕一样，都是妇科的急腹症，好发于 14 ~ 30 岁的年轻女性，一般发生在两次月经中间或月经前。黄体是排卵后泡膜内血管破裂血液被吸收而形成的，一般直径不超过 3cm，如果卵子没有受精，排卵后 9 ~ 10 天黄体就会开始萎缩。但如果排卵后黄体持续存在或伴有出血，就会形成黄体囊肿，当黄体囊肿破裂时就会引起腹痛和内出血，引起的诱因有剧烈跳跃或奔跑，还有性生活时男方动作幅度大，女方下腹部受到强烈冲击。

在手术中，看到病人是右侧卵巢黄体破裂，我们把破裂的黄体剔除，把卵巢缝合好，积血块清理干净，新鲜的出血进行了自体回输。手术完统计病人出血 1800ml，回输自体血 1200ml。

等回到病房，和何医生开完医嘱，已经是下午 4 点半了。赶紧开始为那两个出院的病人办理出院，5 点时夜班医生来接班，我和何医生把手术病人的情况和值班医生交接了一下。

范医生和何医生问我下不下班，我说我给病人办完出院病历再走。办完出院病历后，参考着以前病历上的手术记录把今天手术病人的手术记录都写完了，也回顾了一下今天手术的步骤，准备明天让范医生再帮我看一看。最后又去把今天手术的病人都看了一遍，生命体征、手术刀口和有没有阴道出血情况都细细地看了一下。回到医生办公室看墙上的表已经是晚上 8 点了。第一天在妇科病房的工作如此的忙碌，妇科手术的高难度，对紧急病人的快速果断处理，特别是在手术室妇科医生在无影灯下聚精会神的工作的场景让我至今难忘（图 1-22）。

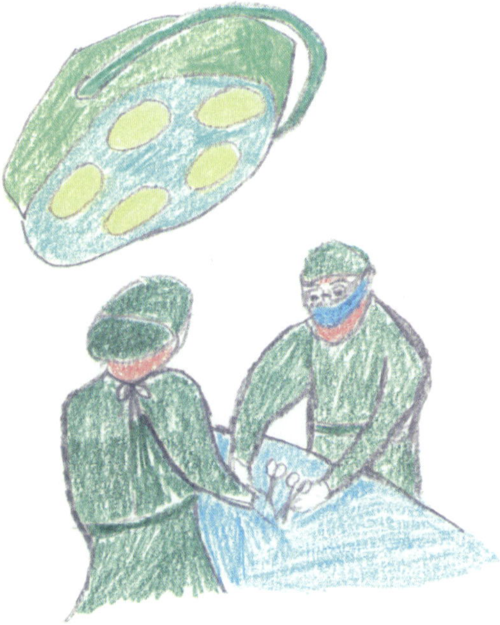

图 1–22　聚焦无影灯下

换好衣服在医院外面烧饼铺买了一个糖饼，边吃边溜达活动了一会儿，站着看了一天的手术觉得脖子和腰都僵硬了。想一想今天的妇科手术，自己现在连看都看不明白呢，不禁有些愁。

不知不觉回到了宿舍，想起今天子宫韧带的断端缝扎和阴道的残端缝合，拿出产房淘汰的持针钳和圆针，穿上线，在不穿的衣服上开始练习起来，一边练一边想今天手术时王主任的缝合手法。等宿舍的舍友回来，我俩一起去洗漱间洗漱，聊会天，就钻进了被窝，在妇科病房的第一天就这样度过了。

一个病人的手术成不成功，最根本的是取决于这个病人的病情和手术难度，再加上医生在术前对病情的了解和准备工作，术中认真的态度和操作。

有一句话是这样说的，好看的病谁都能看，不好看的病谁都不好看，病人多和手术医生沟通病情，彼此互相信任和鼓励，才能让医生发挥出最好的水平。

开腹手术的事我们都了解了，下一节我们一起看一看宫腔镜是怎么回事，都能为诊断和治疗妇科疾病做些什么。

1.10

宫腔镜下的秘密

今天下午妇科手术都是宫腔镜手术，宫腔镜就是用葡萄糖或盐水扩张宫腔，然后插入宫腔光导纤维窥镜（图 1-23），医生通过传导过来的图像信息在一个屏幕上可以直接观察宫颈管、宫颈内口、子宫内膜和输卵管开口的情况。同时在检查的过程中发现有病变和肿物的时候可以取活检，同时可以进行手术治疗。

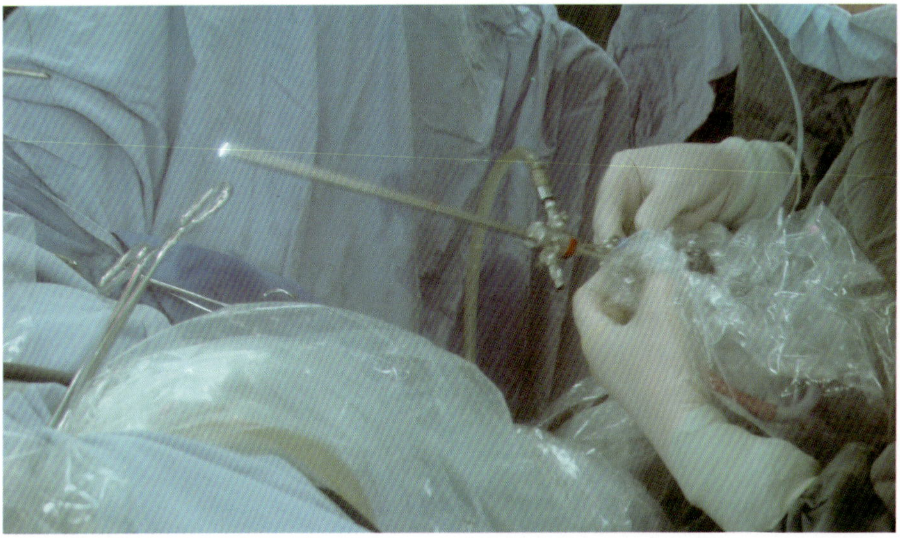

图 1–23　宫腔镜手术使用的光导纤维窥镜

第一个接受手术的病人是住在我负责的床位上的一位25岁的病人，她一直想怀孕，但结婚两年多了始终没有怀上宝宝。她为了怀孕看过不少医院，也吃了不少的中药西药。但最近半年明显感觉月经的时间由原来的每次5天延长到七八天，而且白带中还有血丝，特别是每次同房后还有出血。

到妇科门诊看病后医生怀疑她有子宫内膜息肉，建议她做经阴道超声检查。相对比经腹部超声检查，经阴道检查对子宫宫腔内情况看得更清晰，并且嘱咐她超声检查要在月经干净后尽快做，因为等到快来月经时，子宫内膜会增厚，这样会影响确诊。

超声检查显示真的是子宫内膜多发息肉，把她吓够呛，赶紧找医生看结果。医生和她说别紧张，子宫内膜息肉是妇科常见病，是由于子宫内膜局部过度增生形成的，是突出于宫腔的肿物，息肉的蒂长短不一。

子宫内膜息肉增大了子宫内膜面积，可以引起月经期延长。如果息肉阻碍月经血排出，还会引起月经前期和月经期的腹痛。息肉比较大的时候会出现白带带血和性交后出血。对于想怀孕的女性来说，息肉长在宫颈管内会阻碍精子进入宫腔，长在宫腔内会妨碍受精卵着床和胚胎发育，导致不孕。

一听子宫内膜息肉会导致不孕，她着急了，问医生怎么办，医生说做宫腔镜手术切除是目前最好的治疗方法，在月经干净后一周内手术最合适，那时子宫内膜薄不容易出血，黏液分泌少，宫腔病变容易看见。和家人商量后，她就约了这次月经干净后来住院了。

范医生说子宫内膜息肉和女性身体雌激素水平过高，以及炎症刺激有关。像绝经后激素替代治疗、经常吃激素类保健品、带宫内环、流产手术这些都容易刺激生长子宫内膜息肉。

宫腔镜进入宫腔后，范医生依次查看整个宫腔和宫颈管，好家伙，宫颈管1个，宫腔内7个，一共8个大大小小突出的息肉，蒂比较长的息肉在用生理盐水膨胀的宫腔里还漂动着，我看见范医生灵巧地把一个个息肉电切下来，然后取出来。

范医生和我说这个病人息肉形成的原因，和病人看不孕时吃的药物有一定关系，治疗不孕的药物里或多或少的都会有激素的成分，可以导致子宫内膜多处局部增生。这个病人在努力怀孕的过程中身体也付出了代价。

第二个来做手术的是一位 30 岁纵隔子宫的病人。纵隔子宫，也就是大家常说的子宫纵隔，是一种常见的子宫畸形，在子宫宫腔内有一个完全的或者是不全的分隔。病人很早之前就知道自己子宫的异常，也了解到子宫纵隔容易导致流产、不孕、异位妊娠和分娩时异常这些危险，但她看到身边有子宫纵隔的人也有怀孕生宝宝没事的，所以她就想试一试怀孕。结果两次都在怀孕早期流产了，之后再也不敢试了，就来医院准备做宫腔镜手术把纵隔切除。

在门诊的时候就见过不少女性生殖器先天性发育异常的：正常管道受阻的异常有处女膜闭锁、阴道纵隔和阴道闭锁；副中肾管先天性发育不全导致的无子宫、无阴道、子宫发育不良和单角子宫；副中肾管在发育过程中融合障碍引起的双子宫、双角子宫、弓形子宫和纵隔子宫。

在子宫纵隔中将宫腔完全分为两个部分的是完全纵隔，仅部分隔开的是不全纵隔。在宫腔镜的屏幕上我看到病人的子宫纵隔是一个上宽下窄，将宫腔约 1/2 部分隔开的纵隔，范医生用电切一点一点地将纵隔切除，将宫底处最后一点纵隔切除之后，一个正常漂亮的宫腔就出来了。

最后，我看范医生把一个金属的宫内环放到宫腔里，我问范医生为什么要放环啊，范医生说是为了防止纵隔的手术创面发生粘连，等创面恢复好了，再把环取出来，没有特殊情况，一般是 3 个月后取环，半年后病人就可以准备怀孕了。

原来是这样，我明白了。一下子想到骨科病人骨折时放入钢板固定，等骨头长好了还要手术取出钢板，看来看病是很需要有耐心的一件事，不是想象的只要手术开一刀所有问题就都解决了。近年有医生在术后短期放置水囊代替宫内环防止粘连。

第三个病人因为人流术后，一连 3 个月来月经时月经量非常少，肚子又疼，所以来妇科门诊看病。医生和超声的检查结果考虑病人是发生了宫腔粘连。正常的宫腔前后壁接触合拢，在月经期子宫内膜剥脱时也不会发生粘连，这是因为子宫内膜基底层是完整的。如果因为手术或者炎症等因素刺激和损伤了子宫内膜基底层，就会造成宫腔前后壁的粘连。人流术、产后刮宫术、子宫肌瘤挖除术和诊断性刮宫术中如果损伤了子宫内膜基底层，都可以引起宫腔粘连。

在术中，我们看到在病人的宫腔上 2/3 范围有不规则的粘连带，和周边内膜很相似，范医生说还好，病人术后时间不长，就诊也比较及时，现在就是子宫内膜与子宫内膜的粘连，比较容易分离。我在屏幕上看到范医生一点点把粘连带分离切除，手术结束时宫腔里面干干净净，范医生也一样在宫腔里放了一个金属节育环。

看到手术完美的结束，看到病人乱糟糟的宫腔被清理干净，这个时候是医生最有成就感的时候，虽然我没有亲自动手，但内心也充满喜悦。正是这些感受大大减轻了医生工作的疲劳，给医生以精神上的鼓励。

范医生对我说，如果子宫内膜基底层损伤严重，病程时间长，就会发生子宫内膜和子宫肌层的粘连，甚至是子宫肌壁与肌壁的粘连或者子宫壁结缔组织间的粘连。这样就非常不容易分离，术后恢复情况也不好。

我想了想避免发生宫腔粘连的措施，一方面是医生在进行手术操作时一定要避免损伤子宫内膜基底层；另一方面病人也要做好避孕措施，减少因意外受孕而接受人流手术。

第四个病人是因为取环失败来进行宫腔镜手术的。病人带的环是最早的金属圆环，已经带了 20 多年，在门诊取环时环断了，嵌顿在子宫肌壁的那一部分门诊医生用了快一个小时的时间也没能取出来。

在屏幕上我们看到那部分环在左侧壁里，只露出一小段在外面，周边还缠绕着一些粘连带。把粘连带清理干净，范医生开始一点点地松动在肌壁内部的那部分环，环在里面很牢固，每一次操作只能有一点点进展。这真是考验医生耐心的时候，整个手术室一下子非常安静，大家的注意力都集中在屏幕上环的断端上，出来了一点点，又出来了一点点，嵌顿在肌壁里断裂部分的环终于被取出来了，上面还带着刮出的一些肌壁组织和血丝。请超声医生看了肌壁组织，已经没有了剩余的环结构，又检查了刚才取环的部位也没有出血，这台手术结束了。

第五个病人是因为黏膜下肌瘤来做宫腔镜手术治疗的。子宫黏膜下肌瘤是突向于子宫腔生长的子宫肌瘤，肌瘤表面覆盖子宫内膜，增加了子宫内膜的面积，导致月经量增多，并且在宫腔内形成占位，影响经血的排出，发生痛经。长期月经过多可以导致贫血。这个病人就是因为月经量增多来门诊就诊的。

宫腔镜下在屏幕上看到肌瘤位于右侧宫底，突向宫腔，范医生把宫腔其余部分检查后没有发现异常，就开始用电切切除肌瘤，一点点地让肌瘤和肌壁分离，肌瘤的蒂比较粗大，范医生的操作给我的感觉就像一斧子一斧子的伐木一样。终于，就差一点了，最后一下，肌瘤被取了出来。我们看了看大小，约有 3cm×2cm 那么大。因为蒂部粗大，创面出血，范医生立刻给放置了一个宫腔水囊导管，向水囊注入 10ml 生理盐水，对创面进行压迫止血。范医生告诉我术后一定要注意病人阴道出血情况，没有异常的话，24 个小时后水囊可以取出。

现代医学的发展和进步给现代医疗带来越来越多的先进技术，宫腔镜、腹腔镜这些微创技术给病人提供了更多可以选择的治疗方式。近几年有医生用术后短期放置水囊的方法防止宫腔粘连，代替了手术后放置节育环防止宫腔粘连。但无论治疗方法如何进步，预防疾病的发生，尽量避免手术才是最重要的。毕竟，生了病，谁也代替不了谁，刀子动在自己身上的痛只能自己承受。

每一台手术都有意外发现的可能，医生会发现术前没有了解到的情况，那么在下一节的腹腔镜手术中我们又会有什么意外发现呢？

1.11

腹腔镜手术的意外发现

腹腔镜手术也是咱们病人常说的微创手术，手术后肚子上没有长长的刀口，只有几个很小的穿刺口。

腹腔镜手术的器械台如图 1-24 所示。腹腔镜手术是通过腹部切开的小孔在腹部充入二氧化碳气体形成人工气腹，然后放入有冷光源照明的腹腔镜，连接摄像系统，把盆腹腔的内脏结构显示在屏幕上，然后在腹部其他部位切开的小孔内插入需要的手术器械，医生通过屏幕的实时图像和特制的手术器械，进行腹腔内的手术操作，包括组织的分离、切开、止血、缝合和取出切除的组织。

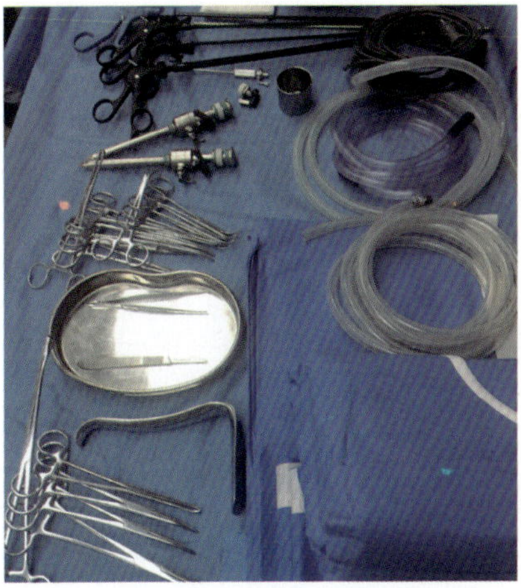

图 1-24　腹腔镜手术的器械台

在发现两例特殊病例的时候我已经是一名超声科医生了，当时正在做一个输卵管超声造影和腹腔镜下手术结果对比的课题，所以有充足的时间在手术室里观看腹腔镜的手术，并且和术前的超声结果进行对比。

第一个病人50岁，住院的原因是多发性子宫肌瘤。肌瘤已经发现十多年了，最近半年感觉小肚子——也就是下腹部不舒服，不是很疼，到医院复查超声肌瘤，肌瘤大小并没有太大变化。

本来已经到了围绝经期，医生说如果绝经了肌瘤就会不长大，还会萎缩。所以病人根本就没有想要手术，一心等着绝经。想一想自己可能是因为有更年期的症状，最近吃了不少豆浆和蜂蜜这些含雌激素的食物，感觉肌瘤部位不舒服，做完超声检查发现肌瘤大小没改变，病人就没有回门诊看医生，直接回家了。又过了半个月，病人小肚子还是难受，而且疼痛比以前厉害了。她又来到医院，医生说肌瘤会出现变性，像玻璃样变性、囊性变、红色变性甚至肉瘤样变性，当出现变性时会出现腹痛，建议她住院手术治疗。

入院后我们又给她复查了超声，最大的肌瘤直径6cm，对比之前检查结果大小没有太大变化，内部回声超声提示有不均匀改变，考虑有肌瘤变性的可能。

在术前讨论病历的时候，医生对病人的病情和肌瘤的情况全面地进行了评估，一致认为发生肌瘤变性的可能最大，但又根据肌瘤没有明显增大，也没有阴道异常出血这些表现，还是倾向于良性变性。毕竟子宫肌瘤恶性的肉瘤样性变实在是少见，发生率仅仅是0.4% ~ 0.8%。当然我们也做好了如果是恶变的准备工作，联系了术中病理检查。

终于开始手术了，腹腔镜进入腹腔，调解好屏幕显示器的亮度，腹腔里的情况就清清楚楚的出现在屏幕上。我看见李主任很仔细地把腹腔各个部位检查了一遍，放大图像后连上面的小血管都一清二楚。

手术原定的范围是全子宫切除，切除前李主任还是慎重的先检查了一下肌瘤的情况，因为切除物是要切割成小块或打碎才能从进入腹腔的操作通道中取出来，李主任就把位于左侧最大的子宫肌瘤剖开。

当肌瘤被切开的时候后，我们全场都惊呆了，我们看到的不是经常看到的白色漩涡状的肌瘤结构，而是红色鱼肉样的结构（图 1-25、图 1-26），而且显示出与正常结构不同的异形特征，所有人的反应都是恶性肿物。无论是发生在人体哪个部位的恶性肿瘤，最大的特点就是无论从肉眼看还是在显微镜下看细胞结构，都是很奇怪和很难想象出来的异形表现。

李主任从肿物上取了一块组织送了术中病理，病理结果回报是子宫平滑肌肉瘤，在子宫肉瘤的恶性程度里是最低的，根据病人的病史应该是继发于

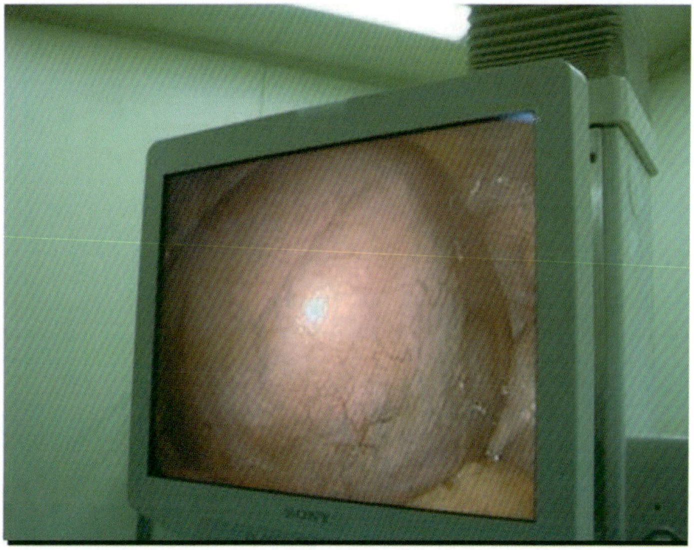

图 1–25　肌瘤剖开前

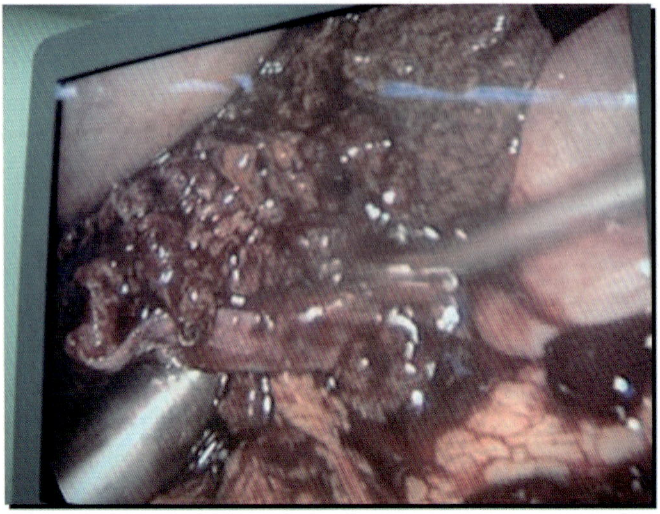

图 1-26　肌瘤剖开后

子宫肌瘤。病人的肉瘤局限在子宫体，没有附件和盆腔的受累，最后手术范围是把病人的子宫和双附件都切除了。

子宫肉瘤比较少见，恶性程度高，可以来源于子宫肌层、肌层内结缔组织和内膜间质组织，也可以继发于子宫平滑肌瘤。多见于 40 ~ 60 岁的女性。内膜间质状肉瘤突向宫腔生长时可以形成到宫颈口外的赘生物。

子宫肉瘤在早期没有什么症状，需要提高警惕的就是对绝经期前后迅速增大有疼痛的子宫肌瘤，还有绝经期后女性的宫颈赘生物要考虑子宫肉瘤的发生可能。对于其余类型的子宫肉瘤，一定要定期妇科检查，哪怕没有腹痛和阴道出血这些症状，子宫增大就会被发现，进一步的经阴道超声检查和诊断性刮宫都能进一步诊断。

这个病人之所以给我留下深刻的印象，一方面是因为红色不规则鱼肉状充满恶性特征的肿瘤结构，另一方面是因为它让我反思如何正确地对待临床经验。丰富的临床经验可以使我们诊断率提升，处理病人更及时，但也要考虑会不会因为经验的先入为主，使我们失去进一步思考病情的机会。

从这个病人的病历讨论上，无论临床还是超声大家都倾向于是良性变性，因为种种临床经验表明病人是良性的变性，可这个病人是个例外，是子宫肉瘤，尽管生长速度慢、恶性程度低，使她的临床表现不典型，但恶性的事实是无法改变的。

我想起门诊人流室张医生对我说的话，每次面对一个新病人时，都要拿出第一次面对病人时的谨慎和小心，可以用如履薄冰来形容。每一个病人的病情都是不同的，都是有变化的。临床经验的使用也是这样，要借助经验来帮助诊断，但决不能因为固有的经验而去武断诊断，况且经验也是变化的，不断积累丰富的。

第二个病人病情是继发性不孕症，在渴望怀孕的道路上她已经走过了整整 4 个年头，今年 29 岁，准备做腹腔镜探查一下腹腔情况，确诊一下输卵管是否通畅，如果有粘连等情况就做手术治疗一下。总之尽最后的努力尝试自己怀孕，再不行的话就准备去做试管婴儿了。

她在 5 年前曾经怀过一次孕，因为当时刚刚结婚，没有做孕前准备，又吃了不少药物，考虑后就没要那个孩子，先做了药物流产，但没流干净又进行了清宫手术。手术后因为单位有工作急着催她上班，她觉得自己年轻恢复得快，仅仅休息两天就投入了繁忙的工作中，天天加班，吃饭和休息都保证不了，3 天后她觉得肚子疼得受不了，又开始发烧，到医院后被诊断为急性盆腔炎。

因为手术后没有休息好，又加班劳累，穿衣服又没有注意保暖，种种不利因素导致了她的急性盆腔炎，在医院输了一周的消炎药才控制住病情。医生嘱咐她一定要注意休息保暖，锻炼身体提高自身免疫力，不要让盆腔炎反复发作，不然盆腔内粘连容易导致将来不孕。从这之后，她非常注意身体健康情况，一年后开始备孕。一年的备孕过去了，没有怀孕，她有点急了，就开始看中医，开始吃调理身体有助于怀孕的中药。但过了半年，还是没有动静，她就开始看西医，用促排卵的药，检测排卵，能用的办法都用上了。

之后，凡是听到看不孕有名气的中西医医生，她和爱人都想办法去看，用了不少中药西药，但结果还是让她和爱人失望。爱人的精子检查没有问题，最后她下决心来做腹腔镜检查。

当腹腔镜进入腹腔的时候，我们看到在她的腹腔里最先看到的是纵横交错的粘连带（图 1-27），我们的视野就像进入了迷宫，子宫和双侧附件都看不见，粘连带宽窄厚薄不一。孔医生小心翼翼地把一条条粘连带切断，清理掉，慢慢地，子宫和输卵管显现出来了。

做腹腔镜的同时，我们也进行了宫腔镜的检查，并经宫腔注入亚甲蓝试剂，在腹腔镜的直视下观察输卵管的通畅性，这也是检查输卵管通畅的金标准。

在腹腔镜下，我们看到病人的右侧输卵管远端增粗有积水，伞部粘连在

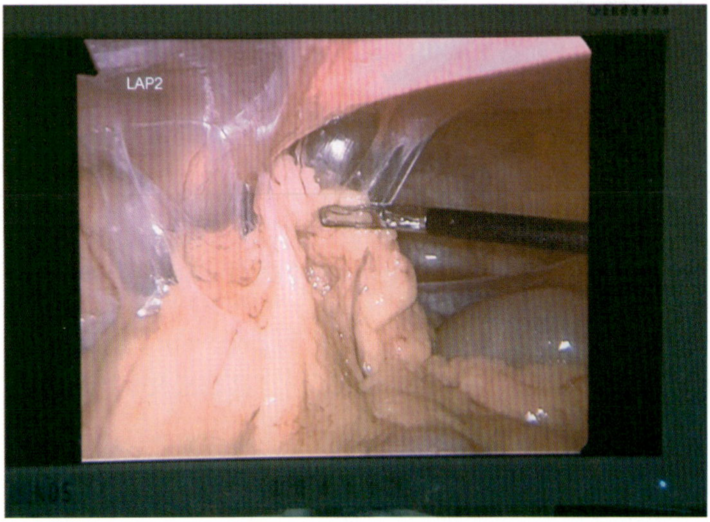

图 1–27　腹腔内的粘连带

阔韧带上，等亚甲蓝试剂经宫腔镜操作注入后，左侧的输卵管伞端有亚甲蓝液流出，是通畅的，但右侧没有亚甲蓝液流出，是阻塞的。

孔医生耐心地把粘连的输卵管伞一点点分离，然后做了一个造口术，把输卵管伞端阻塞和远端积水的问题处理好了。处理完右侧输卵管，这个时候右侧的卵巢显示得更清晰了，怎么都觉得右侧的卵巢有点大。

孔医生把右侧卵巢切开了一个小口，一点点剖开，准备做一个探查。我们看见了什么？从切开的小口我们看到了像鱼子酱一样的东西。开口越来越大，在卵巢的内部有一个直径 1cm 的里面都是鱼子酱状的肿物（图 1-28、图 1-29）。

赶紧联系术中病理检查，孔医生也下台和病人家属交代了一下病情的变化情况。病理回报是卵巢交界性肿瘤，看到结果孔医生让手术室护士拿着电话话筒，和李主任汇报了病人的情况，李主任说她和病人家属去交代情况，

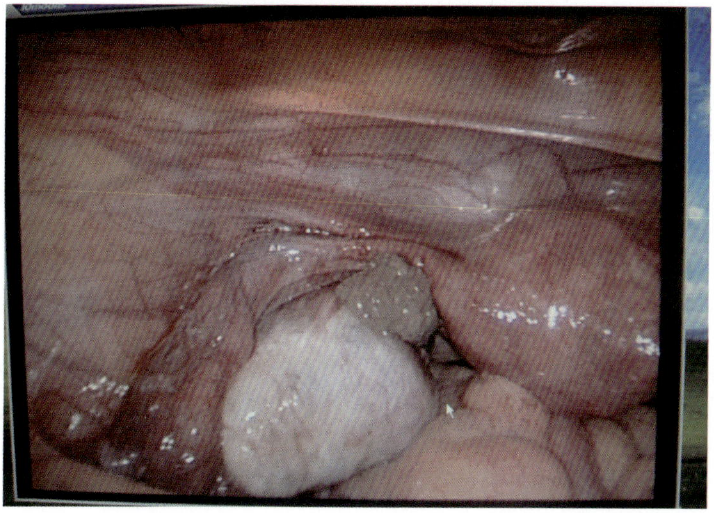

图 1–28　卵巢中发现的“鱼子酱”结构（一）

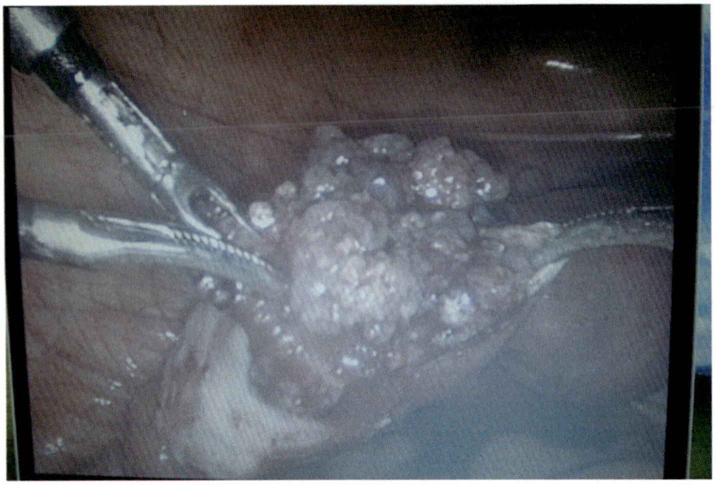

图 1-29　卵巢中发现的“鱼子酱”结构（二）

然后让孔医生检查左侧卵巢和输卵管、盆腔和上腹部的情况，并且送左卵巢和腹腔冲洗液的术中病理。

卵巢交界肿瘤是介于良性肿瘤和恶性肿瘤之间，具有恶性潜能的卵巢肿瘤。目前病因并不清楚，对于有生育要求的年轻病人，可以行病变侧附件的切除术，但术后要长期严密地随访。没有生育要求的，要做全子宫、双附件、大网膜和阑尾的切除术。幸运的是，病人的左卵巢和腹腔冲洗病理回报没有异常，孔医生检查盆腔和上腹部也没有增大的淋巴结和转移的病灶，最后手术的范围就是把右侧卵巢和输卵管切除了。

腹腔镜手术的意外发现对病人是一件好事，早期发现了术前检查没有发现的卵巢的交界性肿瘤。卵巢的回声很复杂，伴随着月经周期本身就发生着不同的生理性变化，只有 1cm 左右的肿物很难被发现，即使看到也会被归为卵巢的正常回声变化，卵巢癌的早期诊断目前还是一大难题。

术后我还是在想，虽然卵巢交界性肿瘤的病因并不明确，但病人长时间因为不孕寻医问药所服用的药物中，含有雌激素的成分会不会对肿瘤的生长是一个刺激性的因素呢。我问孔医生这个问题，孔医生说长期使用雌激素引起内分泌的改变，确实是妇科癌症和乳腺癌的一个发病原因。

两例腹腔镜手术下的意外发现，让我认识到面对复杂的人体疾病变化，我们医学上所了解的和能够治疗的只是其中一小部分。每一个医者，面对病人，面对疾病，都应该满怀敬畏之心，学习之心。面对紧急发生的病情，医生的思维和决断是最重要的，就像是前进方向的指明灯，在下一节里我们会看到这一点的重要性。

本节所使用的图片均经手术医生和病人本人授权同意。

1.12

医生的思维最重要

今天是周二，妇科病房没有常诊手术，早上刚交完班，门诊就打来电话，说一会儿有一个卵巢囊肿蒂扭转的病人来住院，让我们做好接诊准备。一大早就遇到妇科的急腹症，意味着接下来就会有急诊手术，我立刻全神贯注地投入了查房和处理医嘱的工作中，把住院病人该处理的医嘱先处理好，这样不至于因为急诊手术而忽视了病房住院病人的医疗。

我刚把出好医嘱的病历抱到护士站，病人就送到了。病人是一个 17 岁的女高中生，昨天下午在体育课上跑步时，忽然右下腹部疼痛，当时还有恶心，还吐了一点儿东西。被老师和同学送到学校医务室，医务室医生考虑她是跑猛了，就让她在医务室观察休息，还给她用了止痛的药。

在医务室休息时，虽然吃了止痛药，女学生还是觉得肚子疼得难受，学校就通知家长来接孩子。孩子父母来了后带女学生到附近的一家医院看病。在医院做超声检查时发现女孩右下腹部有一个直径大约 6cm 的囊实混合性的包块，医院的医生结合女孩肚子疼的症状，考虑女孩是发生了卵巢囊肿蒂扭转。

卵巢囊肿蒂扭转容易发生在有一个比较长的蒂的囊肿中，这个蒂就像西瓜连着西瓜藤的那一段，但卵巢囊肿的蒂是由韧带和输卵管组成的，当发生扭转时，血流受阻，囊肿会迅速增大，甚至坏死。还有就是活动度好的、内部成分不均匀以致重心容易偏向一侧的囊肿容易发生扭转，常常发生在病人改变体位，或者妊娠期和产褥期时，子宫位置大小改变时。有时不全扭转可以自然复位，腹痛随之缓解。

然后医生又说这种情况需要手术，现在都快下班了，应该找个好医院好医生，推荐她们明天一早来我们医院看病手术。女孩就和父母回家了，又吃了一些止痛的药。肚子疼到后半夜，疼痛反倒减轻了，一家人就睡觉了，今天一大早来我们医院看病。我问她以前知道卵巢有囊肿吗，她说没检查过。

听完家属说的病史，我忽然间有一种不好的感觉，卵巢囊肿蒂扭转属于妇科的急腹症，扭转的蒂是由骨盆漏斗韧带、卵巢固有韧带和输卵管组成。发生急性扭转后静脉回流受阻，瘤体大小会迅速增大，之后动脉血流受阻，囊肿会发生坏死、破裂和感染。

卵巢囊肿蒂扭转如果确诊是需要尽快手术治疗的。我问完病史，赶紧和范医生汇报了病人的情况，范医生马上和我一起检查病人，范医生用手按压病人的右下腹部，问病人疼吗，病人说稍微有点疼，但疼的不如昨天下午厉害。

我们看了刚刚做的超声检查，右侧卵巢肿物还在，除此之外盆腔还出现了积液。我看范医生看报告时眉头紧皱，感觉到她气愤的情绪。范医生告诉我立刻下医嘱做术前准备，回到医办室，范医生对我说："病人昨天后半夜腹痛减轻了，腹痛减轻有两种可能，一种是蒂扭转自然复位，一种是卵巢囊肿完全坏死。这个病人昨天下午就开始发生疼痛，一直疼到后半夜才减轻，最大可能就是发生了卵巢囊肿的坏死。"她接着说，"卵巢囊肿蒂扭转是妇科常见的急腹症，一经确诊，尽快手术治疗，那个医生还劝病人等了一个晚上，等白天到好医院找好医生做，她知道这对病人意味着什么吗？"

当手术时我们看到腹腔里的情况时，我理解了范医生的愤怒。右侧的卵巢肿物和输卵管都是紫黑色的，都已经因为卵巢蒂扭转后没有血液供应坏死了，囊肿有的地方已经破裂，肠管浸泡在流出的浑浊的囊液里，还混着血水。眼前的这幅场景让我终生难忘。

范医生、何医生、器械护士和我一下子都沉默了，麻醉师和手术室的巡回护士过来看了一眼怎么回事，也不吭声了。我们只能在蒂扭转前的正常部位把右侧卵巢和输卵管都切除了，一个 17 岁的女孩就这样失去了身体重要的器官，在未来也失去了一半受孕的机会。

如果女孩遇到那个医院的医生有正确的治疗思维，知道这是妇产科急症，是需要尽快手术治疗，女孩的蒂扭转就可以被手术医生复位，然后尽力把囊肿剔除，保留剩余的卵巢组织，输卵管也不会被切除。作为一个 17 岁的女孩，这不仅仅是身体上的伤害，也是心理上的伤害，将来在婚育的时候，还会面临着缺失一侧女性附件的不自信。

我想起实习时有一个男孩子发生了一侧的睾丸蒂扭转。晚上来医院，因为急诊病人特别多，造成了医生的疏忽和误诊，结果导致睾丸坏死，最后被迫把一侧睾丸切除了。

今天又看到这个女孩子的一侧卵巢和输卵管被切除，我心里很难受。作为医生，一定要分清病情的轻重缓急，一定要熟练掌握正确的诊断和治疗原则，在面对一个病人病情的时候，你的思维决定着病人病情向哪个方向进行，千万不要偏离正确的轨道！

到这里，女性身体篇就结束了，在下面女性孕育篇的章节里我将会给大家分享女性在孕育过程中可能会遇到的问题，介绍如何解决和战胜困难的方法，还有详细的在产房分娩时的全过程，继续向下阅读吧。

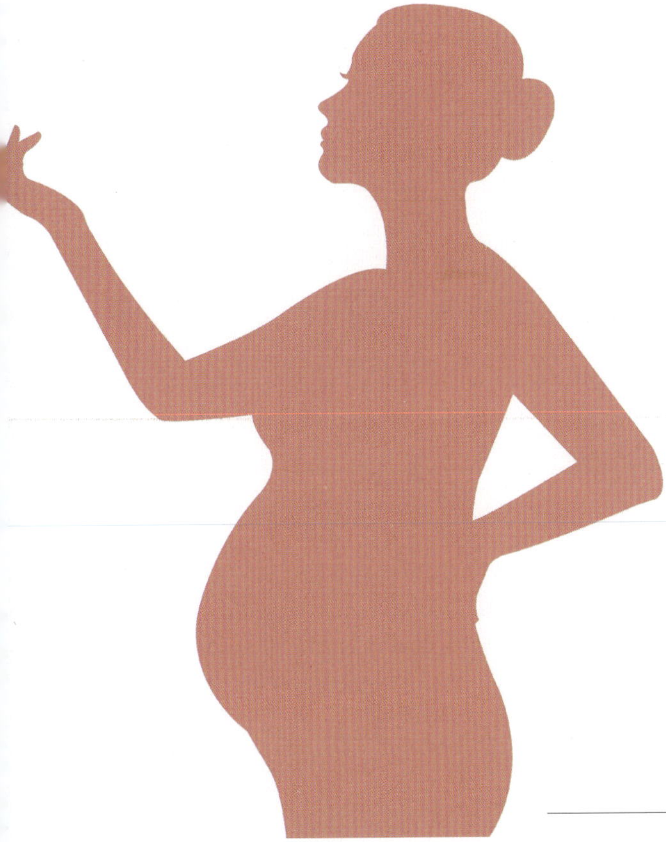

CHAPTER 2

女性孕育篇

你身边是否有女性朋友发生过这样的事呢，自己怀孕了却不知道，还以为是胃肠不舒服去看病？当你成为准妈妈后，和家人是不是很担心怀孕期间会不会一切都顺利，会不会有什么孕期并发症出现，产房里会是什么样子？在这一章里，你都会找到答案。

2.1

很多时候早孕反应被当成感冒、上火和胃病

有一次在出妇科门诊时，一个病人一进来就满是懊恼地说：“医生，你说我怎么这么糊涂呢，恶心胃难受我就去看了胃病，去厂里卫生室输了好几天的液。昨天还是一起输液的阿姨提醒我，问我是不是怀孕了，才想起来自己月经过了日子还没来，您瞧，一化验尿真的是怀孕了。”她边说边把化验单递给我，“医生您知道吗，那个疼就是胃疼的感觉，只有恶心，也不呕吐，胃真是难受，所以就没往怀孕这方面想。这是我输液用药的底方，您帮我看看这个孩子还能不能要了？”说完，她从包里拿出了一个病历本，里面夹着药物的底方。

我边看药物底方边询问病人的末次月经和输液的具体时间。然后笑了：“你还真是幸运。你们厂里估计没有专门治疗胃病的药物，医生这几天给你输的就是维生素 B_6 和维生素 C，怀孕了也可以用。肯定地告诉你，这些药对怀孕没有影响。但如果真的用了专业的胃药，我还真不敢和你打包票。”

我接着说：“你这种情况挺常见的，很多女性和你一样不注意自己每次来月经时间，月经过了时间不来也不太放在心上，往往怀孕了都不知道，出现早孕反应的时候就当成其他的疾病治疗，等到发现怀孕的时候因为用了怀孕不能用的药物，最后考虑再三，只能做流产了。”

病人听完我的话，一下子满脸的懊恼和愁容都消散了，道了谢高兴地走了。

我想起曾经看诊过的一个早孕的病人，那天她来看诊的时候眼睛哭得红红的，手里拿着测试出怀孕的化验单。我连忙让她坐下来，询问她是怎么回事。她抽泣着说："我从小身体就不好，所以身体一有什么风吹草动，我就赶紧先吃药预防一下。前些天我总觉得自己没力气、每天睡觉跟睡不够似的，感觉鼻子也不通气，还头晕，我就预防性地把治疗感冒和鼻炎的药都用上了，我还用了消炎药，还喝了不少中药，我还担心肺有问题，又拍了个胸片。然后当我反应过来月经已经过了十几天没来的时候，一化验原来我是怀孕了。"

还没等我说话，她又接着说："其实我身体不好，能怀孕不容易，但现在只能要一个孩子，都讲究优生优育，我和家人商量过了，这个孩子不要了。"

其实她吃过的药，我可以按照吃药时间和成分仔细地分析一下，看是不是对孩子有影响，但拍X线片确实是禁忌。我只能安慰她，让她接受这次教训，先养好身体，争取下次怀孕。

我还接触过其他类型的早孕反应，如嗓子肿痛、流鼻血，甚至还有晕厥。当然，恶心、看见油腻的食物不想吃、呕吐这些都是常见的早孕反应，而且剧烈的呕吐可以造成孕妇身体水和电解质的失调，在医学上叫妊娠剧吐。

有一次出门诊时，一个50多岁的女人搀扶着一个脸色苍白，走路摇摇晃晃的年轻女人进来。我赶紧上前帮着把年轻女人搀扶到凳子上坐下来。

年轻女人仿佛一点力气也没有了，整个上身都趴在了桌子上，我给病人测了血压，是80/50mmHg，血压低。

年长的女人拿出挂号条和一堆化验报告单给我，说："这是我儿媳妇，怀孕快两个月了，一直吐得厉害，吃得也少。前天我儿子部队来了消息，说他在一次行动中受伤，在医院里治疗。儿媳妇听到后一着急担心，吐得更厉害了，什么也吃不了，昨天开始还有点发烧，昨晚在我们那医院看，做完化验医生说电解质都紊乱了，那看不了，让来你们这看，一大早我们就过来了。”

看得出来，这个母亲在尽力克制对儿子的担心，尽力照顾着儿媳妇。

我看了化验单之后，对年长的女人说：“孕妇早孕反应原来就比较重，现在因为受到刺激后出现了妊娠剧吐，孕妇尿酮体的情况比较严重，而且有代谢性酸中毒的表现，血压也低，必须要住院输液治疗。”年长的女人说好，赶紧住院治疗吧，看着儿媳这两天什么都吃不了，她是又心疼又着急。

我不禁想起了“反应停”事件。在1959—1963年很多孕妇在怀孕早期服用了一种药物，就是成分是沙利度胺的反应停，用来控制妊娠呕吐，结果造成一万两千多名婴儿手脚畸形（图2-1），甚至有的婴儿没有手脚，形状像海豹一样。“反应停”事件就是人类对化学药物的盲目依赖和滥用造成的悲剧之一。

早孕反应可能被误认为生病，为了防止这种情况出现，我建议育龄期女性一定要记住自己末次月经的时间，如果发现月经推迟时就要考虑是不是怀孕，即使使用了避孕措施，也不能确保百分之百的避孕成功。

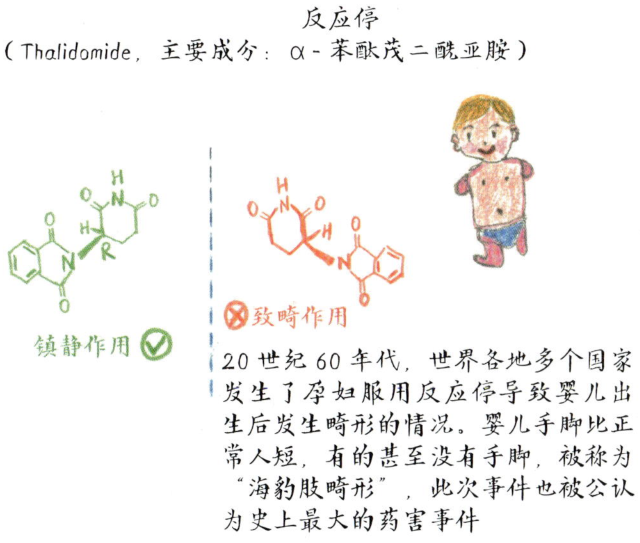

图2-1　反应停药物导致胎儿畸形

有月经推后的情况下，出现头晕、乏力、恶心、呕吐、嗜睡、鼻塞、咽喉肿痛、流鼻血甚至出现短时间就能恢复的晕倒的时候，先不要轻易服用药物和做拍 X 线片这种检查，先做一个测试怀孕的尿检。当女性怀孕后，身体绒毛膜促性腺激素（HCG）水平升高，尿液和血液中都可以测试出阳性结果，受孕后 10 天左右晨尿的测试就可以表现为阳性，时间上早于超声检查看到妊娠结构。

更重要的是，如果准备要宝宝，夫妻双方就应该开始规律的生活作息，合理饮食，适度锻炼身体，女性孕前三个月到半年每天服用 0.4mg 的叶酸片，只要我们重视一件事，就会避免很多意外的发生，也会有最好的结局。

女性怀孕的道路各不相同，也许有的人一帆风顺，也许有的人历经坎坷，在下一篇文章里我们看一看五个怀孕三个月的孕妇产检时的不同结果。

2.2

五个怀孕三个月的孕妇产检的不同结果

一天下午，和崔医生一起出产科门诊，遇到的第一个孕妇是一个怀孕三个月来建产科病历的。孕12周左右的产检的检查项目很多，要问病史，问孕妇以前有没有什么既往的疾病和手术史，系统地检查身体；还要开很多化验单，包括血尿常规、血型、凝血功能、免疫检查，还有弓形体检测等；还要做心电图和阴道分泌物的检查。我正准备问病史开化验单，崔医生却对我说："咱们先查查看。"

"怀孕三个月末，宫底高度在耻骨联合上两到三个横指，横指就是把手指横着放的高度。"崔医生边教我摸宫底的高度，边比画着告诉我。可这个孕妇宫高却距离耻骨联合四个横指的距离，崔医生一听胎心总觉得可以听到两个不同频率的胎心率。"去做一个超声波检查，看完报告后咱们再开化验。"崔医生对孕妇说。

等孕妇出了诊室，崔医生解释说："不是每一个怀孕三个月来建档的孕妇都是顺利的，还有一些其他情况。看超声结果一是确认是不是活胎和胎儿数目，二是根据胎儿大小计算胎儿的实际孕周，有些人月经周期不规律，我们要根据早期胎儿实际大小推算真正的预产期。"

等看完接下来几个怀孕三个月的孕妇，我真的明白了崔医生说的其他情况都是什么。

第二个怀孕三个月的孕妇宫高也是高一横指，没听到胎心。

第三个怀孕三个月的孕妇宫高正常，听到了胎心。

第四个怀孕三个月的孕妇宫高比正常的低，没听到胎心。

第五个怀孕三个月的孕妇宫高比正常的低，也没听到胎心。

崔医生告诉我："没听见胎心不见得胎儿就一定不好，可以是孕周小听不见，也可以是孕妇腹壁厚，胎盘位置又在子宫前壁，所以我们听不到。"

第一个怀孕三个月的孕妇兴高采烈地回来了，对我们说："医生，我怀的是双胞胎，怪不得您说我子宫大呢，超声医生说两个胎儿都有自己的胎盘。"崔医生看着孕妇的超声报告单，说："恭喜你怀了双胞胎，但是也属于高危妊娠了，怀两个宝宝后，你身体的负担就重了，而且发生贫血、妊娠高血压综合征、羊水过多、早产和产后出血一系列的风险也增高了，任重道远啊。"

崔医生和孕妇交代饮食上要合理搭配，保证蛋白质的摄入，现在开始补充钙剂和维生素 D，要晒太阳。注意牙齿卫生，怀孕后受大量雌激素影响，容易得牙龈炎和龋齿。怀孕后胃排空时间延长，每餐不要饱食。各方面都交代得很详细，我也认真地和孕妇一起听着。

我帮病人开好各项检查单，崔医生拿了一个高危妊娠本让我给孕妇登记。建好产科检查档案，登记完，孕妇高高兴兴地去做检查了。

崔医生对我说："双胞胎如果是两个卵子分别受精形成的，是双绒毛膜双羊膜囊，两个胎儿的基因不同，所以性别和血型可以相同也可以不相同，龙凤胎必须是双卵双胎，但双卵双胎也有同性别的。如果是一个受精卵分裂形成的双胞胎叫单卵双胎，性别血型和容貌都是相同的，根据受精卵分裂的时间早晚可以是双绒毛膜双羊膜囊、单绒毛膜双羊膜囊和单绒毛膜单羊膜囊。绝大部分两个胎儿中间有羊膜分隔。但有少数两个胎儿在一个羊膜腔，两个胎儿容易相互缠绕，发生胎儿死亡（图 2-2）。”

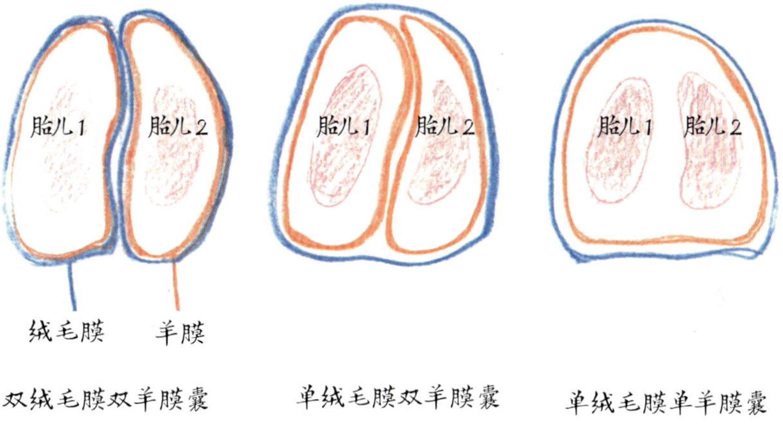

图 2–2　双胎妊娠的绒毛膜性分类示意图

第二个怀孕三个月的孕妇拿着超声报告单回来了，脸色十分不好，而且非常迷惑。“医生，我怀的孩子去哪了，怎么都变成水泡了，还有卵巢怎么也长囊肿了，我就是早孕反应吐得厉害，最近几天有点出血，别的都没什么不好啊。医生，我怎么办啊？”孕妇说完，开始嘤嘤地低声哭起来。

我和崔医生看了一下超声报告单，上面描述：宫腔内未见胎儿及胎盘正常结构，整个宫腔充满大小不等的水泡样结构及不均质回声和液性暗区，水泡直径为 1 ~ 3cm……超声诊断是葡萄胎，双侧卵巢黄素化囊肿。

崔医生安慰了一下孕妇，然后说：“你这次怀孕是葡萄胎，葡萄胎是来源于胎盘绒毛滋养细胞的疾病，又叫水泡状胎块，卵巢的黄素化囊肿是因为葡萄胎后大量绒毛膜促性腺激素刺激卵巢形成的。”她又接着对孕妇说：“由于葡萄胎绒毛水肿和宫腔积血，所以你的子宫比正常月份大。早孕反应重是因为葡萄胎的绒毛膜促性腺激素水平比正常怀孕高造成的。最近几天出血是因为葡萄胎组织剥离，引起血管破裂导致出血。”

崔医生让我给孕妇开妇科病房的住院单，开好后把单子递给孕妇，说：“办理妇科病房的入院手续，需要清宫，而且是两次，第一次清宫后过一周再清宫一次，黄素化囊肿不用担心，手术后自己就可以消失了。手术后也要定期复查，具体事项住院后医生会告诉你。”

我看见孕妇已经不哭了，但好像还是不太明白发生了什么，这个消息需要时间和家人一起慢慢消化，换了谁也一下子接受不了。拿着住院单孕妇默默走出了诊室，每一步都显得那么沉重。

崔医生告诉我，葡萄胎病人出院后也要定期复查血 HCG，从第一次出现阴性后要复查一年，而且在随访期间要避孕一年，HCG 成对下降转阴，6 个月后才可以怀孕。怀孕后早期要查超声和 HCG，明确是否是宫内妊娠，产后也要随访 HCG 至正常。做这些检查是因为葡萄胎妊娠后可继发侵蚀性葡萄胎绒癌，侵蚀性葡萄胎恶性程度一般不高，大多数仅是局部侵犯，仅 4% 病人发生远处转移，而绒癌恶性程度极高，发生转移早而且范围广泛。所以葡萄胎不是做完手术就完了，要复查提防这些继发的疾病出现。

第三个怀孕三个月的孕妇回来了，笑着对我们说：“胎儿大小正常，超声医生说和我的周数一样，还让我看了一眼屏幕，我都看见胎儿心脏在跳动（图 2-3）。”

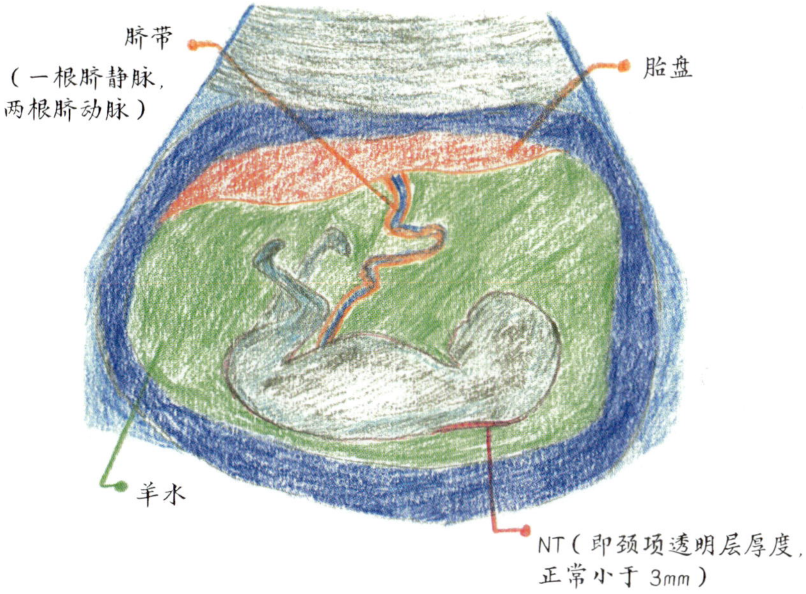

图 2–3　孕 12 周胎儿的示意图

我和崔医生不禁也受到她开心情绪的感染，整个交谈的氛围也变得轻松愉快了。我按照崔医生的方法和孕妇交代饮食、补钙等注意事项，崔医生又补充了几句我没说全的。

在第三个怀孕三个月的孕妇出去的时候，我看见第四个孕妇已经回来了，但一直在门外没有进来。我走出诊室，看见她泪流满面，我赶紧让她进来坐在椅子上，递给她纸让她擦脸。

她已经哭得上气不接下气了，说："这已经是第二次了，时间和去年一模一样，孩子又在八周的时候停止发育了，昨天晚上有一点出血，我就知道不好，医生您说是不是都是我的问题啊？"

她又接着说："您知道吗，我公公是癌症晚期，说最后的愿望就想看到我们的孩子。去年胚胎停育后，我就和爱人已经查了染色体，结果没事。我俩饮食处处注意，锻炼身体，这次怀上了，我妈和我婆婆都到家里照顾我，我也一直休息没上班，全家都在看着我的肚子。怎么就又停育了，我可怎么办啊？"

孕妇说完止不住号啕大哭。崔医生一边安慰孕妇，说这样情绪激动对身体不好，一边说："胚胎在怀孕早期停止发育原因很多，和现在的环境污染、食品安全还有辐射等因素都有关系，还和精子质量、免疫、染色体、母体子宫和激素水平等很多因素都有关，其实想要查出原因来也很困难。"

然后崔医生对孕妇说："咱们需要做清宫手术，停育的胚胎在你子宫里时间长对你身体也不好，我给你转到计划生育门诊做清宫手术，手术后先调理好身体，不是这次不好以后就没有希望了。"

我把孕妇扶到计划生育门诊，看到孕妇哭得厉害我心里也不好受。想想一会儿她的家人知道了肯定也很难过。

第五个怀孕三个月的孕妇回来了，原来孕妇月经周期不规律，最长两个月才来一次月经，胎儿实际大小是九周，整整比月经孕周小了三周，所以还听不到胎心。崔医生把孕妇的预产期往后退了三个星期，让她三周后来建档案，孕妇高高兴兴地走了。

五个同样是怀孕三个月的孕妇，每个人的情况却不相同，怀孕的整个过程是一个胎儿生长发育的动态过程，所以我建议每位孕妇一定要按照要求定期做产科检查，千万不要因为各种原因错过产检。怀孕期间，妈妈和宝宝的健康最重要，那妈妈的身体会出现什么样的变化？又会有什么意想不到的问题出现？在下一节里我们一起去看一看孕期都有哪些常见的并发症。

2.3

孕期常见的并发症

整个孕期产检时间安排是孕 12 ~ 28 周每四周一次，孕 28 ~ 36 周每两周一次，孕 36 周以后每一周一次，怀孕周数越大，产检间隔的时间越短。近年产科在怀孕早期孕 6 ~ 8 周建议孕妇做一次超声检查，确认一下是否是宫内活胎。

除了每次常规的检查，有些周数有一些特殊的检查项目。孕 12 周建产科档案，检查项目最多了，前文已经说过了。孕 16 周有抽血的唐氏筛查。目的是筛查染色体异常。孕 24 周有口服葡萄糖耐量试验，筛查妊娠合并糖尿病。孕 34 周有内诊测量骨盆。孕 36 周复查肝肾功能和空腹血糖。超声检查在孕 12 周、22 周、28 周、34 周、37 周和 40 周，不同的医院会有一些小的调整。胎心监护第一次在 34 周，36 周以后每周来都要做一次。

这天在产科门诊和崔医生学习，一个孕妇走进诊室，她的肚子非常大，满脸的疲倦，一副没有休息好的样子，看到她我就理解了为什么说怀孕周数大了自己系不了鞋带，这么大的肚子根本就弯不下去腰。孕妇一进来就对我们说："医生快帮我看看，我这预产期都过了一周了，为啥还没动静，晚上总去上厕所小便，好几天都没休息好了。"

我帮她测了体重还有血压，都是正常的。崔医生让孕妇平躺在检查床上，把腹部露出来，双腿略微屈曲稍分开一点，并告诉我这样的体位是让孕妇的腹肌放松。

崔医生在孕妇的肚子上从上到下轻柔地摸了一遍，边摸边对我说：“一边摸一边看，注意腹形和宫高，可以推断胎儿的大小和胎位，还要感觉腹壁肌的紧张度，经产妇腹壁会松弛一些。还要注意有没有腹直肌分离（图 2-4），这在胎儿太大导致子宫过于增大时容易发生，腹直肌真要分离了，到了产后腹壁会松弛膨隆，长期不能恢复，肚脐那常常鼓着，像脐疝一样。”

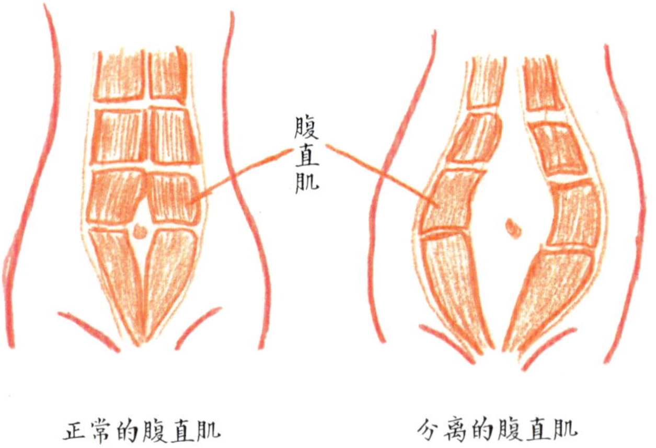

图 2–4　腹直肌分离示意图

然后她对我说：“看好了，四步触诊法，必须掌握。第一步两只手放在宫底，就是子宫增大最高的位置。看宫底高度，还要摸出是胎儿的哪个部位。胎头是又硬又圆的浮球感，胎儿的屁股则是软而宽，形状不规则。第二步两只手在腹部的两侧，一只手固定一只手检查，两只手交替着查清胎儿后背在哪边，四肢在哪边。第三步把右手拇指和四指分开，在耻骨联合上方握住胎儿先露的部分，进一步查清是头还是屁股，左右推动的时候如果还浮动，就是没入盆，不能被推动，就是已经入盆衔接了。第四步两只手放在胎儿先露部两侧，向骨盆入口处深压，再确认先露部诊断是不是正确，还要确认入盆的程度。”

崔医生又解释说：“不要一听名词就晕，先露部就是胎儿靠近宫颈口也就是骨盆入口的部位，绝大部分都是胎头在下面靠近骨盆入口，生宝宝的时候头先出来，就是咱们常说的正常胎位头位。如果胎儿头在上面，屁股在下面，就是咱们说的臀位。如果宝宝在妈妈子宫里是横着躺着，宝宝身体的长轴和妈妈身体的长轴是垂直的，这时胎位就是横位（图 2-5）。”

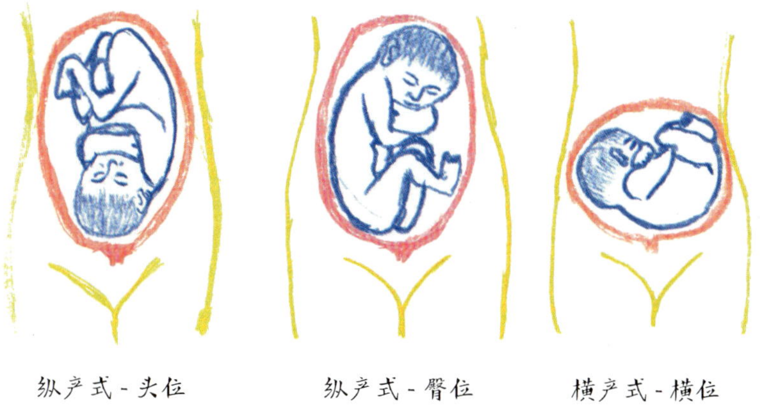

图 2–5　胎位示意图

“这四步触诊法一做完，是不是胎儿在妈妈肚子里的情况就栩栩如生地显现在眼前了。”崔医生说。

崔医生用软尺教我测量了孕妇的宫高还有腹围，我把数值记在孕妇的检查手册上，崔医生看了看病人的脚踝，用手压了压，对病人说：“还不错，脚一点都没肿。”孕妇回答说：“是啊，什么都挺好的。就是三十七周时开始肚子不规律的变硬，特别是晚上次数多，单位领导和同事都说是不是快生了，都劝我休息。我爱人也怕我要生，提前就把我婆婆接来了。”

孕妇又接着说："没想到，这一等就等了快一个月，都提前休了一个月产假了，产后上班就得提前了。这回可信了，生孩子时间真是没准。这一个月在家都待烦了，还不敢去远的地方，也不敢参加集体活动，就怕不知道什么时候发动。就这一周开始晚上小便次数特别多，总起夜睡不好觉。"

崔医生说："这是因为孕妇本身肾脏负担就重，肾血浆流量和肾小球滤过率增加，这两个指标受体位影响大，导致仰卧位时尿量增多，所以孕妇夜尿量多于白天的尿量。何况你的胎头已进入盆衔接了，位置低又压迫膀胱，所以晚上尿量不但多而且憋不住，起夜次数自然就多。"

崔医生让我给孕妇开了一张超声检查申请单，一边递给孕妇一边说："生孩子在孕 37 周前叫早产，42 周之后叫过期妊娠，早了怕孩子发育不成熟，过期了怕胎盘功能下降，羊水减少，胎儿缺氧有危险，在这期间生宝宝基本都是安全的。孕 40 周后胎盘羊水的变化情况比较快，为了保证宝宝的安全，如果怀孕 41 周还没动静就要住院根据具体情况引产。做完超声波检查就去住院吧。"

"你那个 37 周肚子变硬是假宫缩，有些子宫敏感的病人三十五六周就有这种情况出现。临产的真正表现是要看肚子疼是不是慢慢变得有规律，5 ~ 6 分钟疼一次，一次得 30 秒或以上。"崔医生补充说。

看着孕妇挺着大肚子费力地走出诊室，我不禁想到女性子宫宫腔的容量（图 2-6）由非孕时的 5ml 到孕足月的 5000ml，整整增大 1000 倍，重量由非孕时的 50g 到孕足月的 1000g，增加了 20 倍，女性孕育生命是神圣而伟大的，但她的身体也在承受着超乎想象的改变。

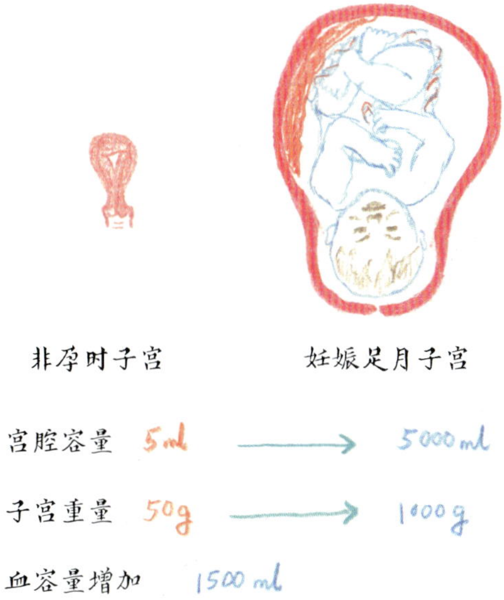

图 2-6 怀孕后母体的变化

下一位孕妇是怀孕 16 周，她对我们说："我总觉得鼻子不舒服是怎么回事啊？"崔医生回答说："孕妇耗氧量增加，呼吸道包括鼻腔咽喉气管的黏膜增厚，轻度的充血水肿，所以你有不舒服的感觉，而且抵抗力还下降，所以怀孕后容易感冒。"

孕妇又问："我还有痔疮，会不会也加重啊？"崔医生说："会的，怀孕后肠蠕动减弱，粪便在肠道里停留时间延长容易便秘，引起痔疮和痔疮加重。你在饮食上要注意多吃防止便秘的粗纤维食物，等到怀孕周数大了和自然分娩时，还有压迫的因素，痔疮就更严重了，建议你到专科先查一下，做好应对准备。"

"好的，我待会就去看看肛肠科，对医生，我一侧乳头凹陷，将来会不会影响喂奶啊？”孕妇又问崔医生。

“让我看一下你乳头内陷的程度。”崔医生说，然后给孕妇做了一个乳房的检查（图 2-7）。

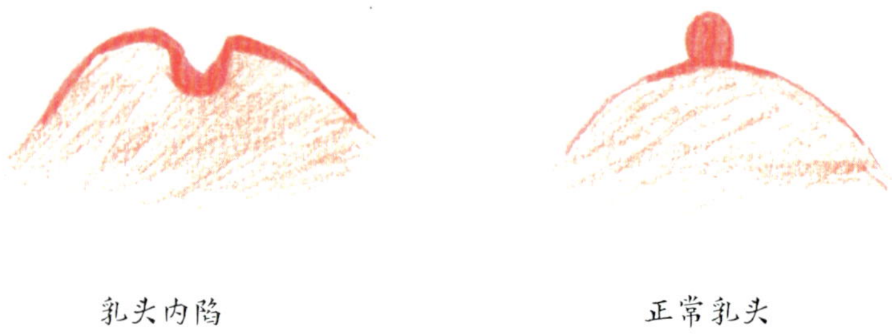

图 2–7　乳头内陷示意图

“你乳头内陷的程度不重，但不纠正会影响喂奶。用温水清洗乳头，把手也洗干净，然后用拇指和食指向外牵拉乳头，一次半小时，每天 3 ~ 5 次。也可以用吸奶器吸引乳头，时间和次数一样，天天做，两个月后，就会有效果。程度太严重的乳头内陷只能做手术。”崔医生交代给孕妇。我给孕妇登记建档开检查单，孕妇直说：“太谢谢医生了，我这就去肛肠科看痔疮，然后听您的话好好调解我的乳头内陷，做好各项准备，迎接小宝宝的到来。”

这时，另一个孕妇走进来，拿着怀孕 16 周时的唐筛结果给我们看。她问我们：“医生，那个化验科给我报告的人说我这里有一项不正常，您帮我看看，是哪里有问题啊？”我和崔医生一看，原来孕妇的唐氏综合征提示高风险。

崔医生对孕妇说：“这个化验是筛查有没有唐氏综合征、18 和 13 染色体异常的，如果提示高风险，那就说明肚子里的宝宝得这个病的概率大，但也不是说就一定有问题。下一步需要做一个羊水穿刺诊断一下宝宝的染色体有没有异常。你先别着急，咱们医院做不了羊水穿刺，得去专科医院做。一会儿给你医院的地址和联系电话。”

孕妇又问：“如果这个唐筛检查正常的话孩子就一定没事吗？”崔医生回答说：“结果正常说明宝宝的这些染色体异常的风险性就低。因为咱们不能让孕妇个个都去做羊水穿刺，不但费用高，而且这是一个有创伤的检查，会增加流产的机会。孕妇年龄达到或超过 35 岁的，家里有这方面疾病史的，我们才会直接让孕妇去做羊水穿刺。”

孕妇非常纠结地说：“一想到在我肚子上扎一针我就害怕，扎到孩子怎么办，能不能不做啊？”崔医生说：“羊水穿刺都是超声定位，安全性能保证，不会扎到宝宝。不做羊水穿刺，孩子可能也没事，但如果宝宝真的有事发现的周数晚，怕你将来后悔。”孕妇想了想，还是决定和家里人商量去做羊水穿刺，每个家庭都想要健康的孩子，所以优生优育真是太重要了，看着孕妇离开的背影，我不禁感慨。

接着又给几个孕妇做了产检，医生病人之间是轻松愉快的交流，我真心觉得在产科门诊是在我经历产房和人流室轮转后，气氛最平和的一个部门。

一个怀孕 34 周的孕妇腿上的静脉曲张非常明显，增粗走形迂曲的大隐静脉和不规则的浅静脉在孕妇的皮肤表面清晰可见。然后她又让我们看她的外阴，在外阴部也有曲张的静脉。

孕妇对我们说：“我以前就有一点大隐静脉曲张，怀孕周数小的时候没感觉，等过了 7 个月，站的时间长点腿就肿。你看现在不但腿上静脉曲张，连这里也都有了。”

崔医生对孕妇说：“怀孕后循环血量增加，血容量会增加 30% ~ 40%，到怀孕 32 ~ 34 周时达到高峰，而且这种状态一直到你们生完宝宝为止。到怀孕后期，体重增加，又有增大子宫的压迫，静脉回流受到影响，静脉曲张就会不断加重。有些孕妇怀孕前并没有静脉曲张，但孩子大、体重增长得快，到了后期也有人会出现静脉曲张。”

孕妇问：“我现在怎么办啊，会不会影响生宝宝啊？”崔医生说：“你这种情况尽量减少站立时间，不要长时间坐着和蹲着，坐着的时候就把两条腿抬高。走路时要用弹力袜或弹力绷带，晚上睡觉的时候用枕头把腿垫高，利于静脉回流。外阴部静脉曲张咱们快到预产期的时候要请血管专科医生做一下评估，看能不能承受自然分娩不破裂，因为这种情况通常还伴有阴道和盆底的静脉曲张。”

崔医生又补充说：“如果现在提前看一下专科医生更好，能得到更多专业的指导。”孕妇叹了口气，说：“女人怀孕怎么这么不容易呢，看来我得和单位请假休息了，我的工作大部分时间都是站着，这腿肯定不行。为了顺利生孩子，工作的事只能往后放放了，孩子的事不能马虎和将就。”

一上午不知不觉就过去了，数了一下号，接待了 36 名产检的孕妇。

我问崔医生产科门诊每天产检的人数固定吗，崔医生说：“产科最没准了，大家都喜欢的属相的年头生孩子的就多，不喜欢的属相年头生孩子明显的就少，还有 8 月份肯定多，都想生在 9 月前不影响上学，用各种方式提前生。影响生孩子时间的因素太多了。”

下午一开诊，就有一个孕妇来办理入院手续。我一看是臀位的孕妇，检查胎心好，没有宫缩。孕妇对我们说：“我都没想到，居然挺到了 39 周，这几周提心吊胆的，担心有宫缩，担心胎膜早破。最担心提前有动静把孩子剖出来时，孩子还没发育好。这下子 39 周了住院就放心了。”

崔医生说：“是啊，你的宝宝估重肯定大于 7 斤，就不能让你冒险尝试自己生了。其实怀孕 37 周后胎儿基本成熟了，又有咱们超声帮助看胎盘的成熟度。不过像你这样能扛到 39 周最理想了。”

崔医生又对我说："臀先露占整个分娩总数的3% ~ 4%，胎位一般到30周就基本固定不变了，如果还是臀位可以选择胸膝卧位或者在怀孕32 ~ 34周之间做外倒转术，但这些也取决于孕妇自己的意愿。"

"医生，都什么原因容易形成臀位啊？"孕妇问。"原因可能是羊水过多、腹壁松弛、子宫有畸形、胎儿过大和狭窄骨盆等，宝宝在妈妈肚子里可能是两腿朝上伸着，也有可能是盘腿坐着，也有可能是蹲着。"崔医生回答说。孕妇对我说："我那时也胸膝卧位想转过来自己生，可我一臀高头低趴着就不舒服，后来也没坚持，剖就剖了吧。"

"对了，医生，您帮我看看我乳头外边长了不少小疙瘩有没有事？"孕妇又问。

崔医生给孕妇检查了一下，说："这些乳晕外周散着的小结节样隆起，是皮脂腺肥大形成的，正常的，医学上叫蒙氏结节。"拿上住院单，孕妇和我们说完再见，就去找家属办住院手续了。

接着又来了一个前置胎盘的孕妇，已经怀孕34周了，之前的超声检查提示是部分性前置胎盘。危险信号在我脑海里闪过，我想起实习时老师讲的胎盘位置低根据胎盘下缘和宫颈口的关系，可以分为完全性、部分性和边缘性的前置胎盘三种（图2-8），怀孕晚期容易出现无痛性出血。并且分娩时附着于子宫下段的胎盘剥离后，这个部位的血窦闭合慢，容易出现产后出血。

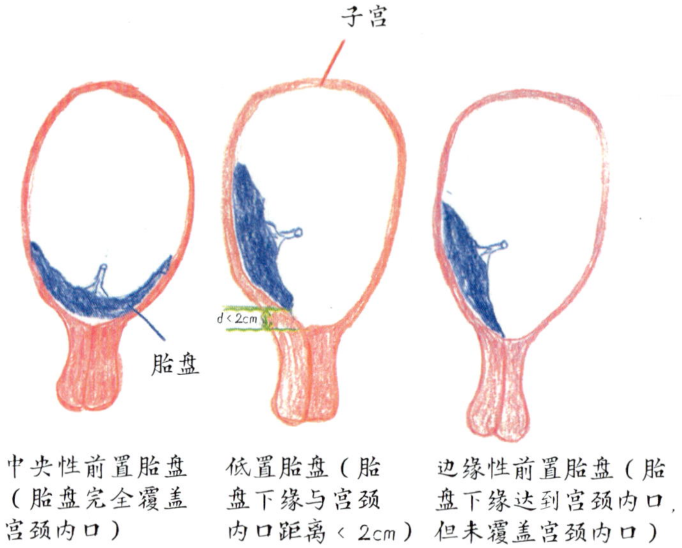

图 2-8　前置胎盘分类示意图

孕妇说：“在家休息太闷了，今天就出去活动了一下，活动量有点大，又碰见熟人，站着多聊了一会儿，回到家发现阴道有一点点出血，肚子也感觉一阵一阵不规律的疼，我就来医院了。”

我赶紧给孕妇检查，子宫确实有宫缩变硬，好在持续的时间很短，间歇也不规律，胎心没有问题。崔医生说：“咱们马上做一个超声检查，看一看现在胎盘和出血的情况，然后需要立刻住院了，一方面止血抑制宫缩尽量把分娩的周数往后拖，让孩子发育成熟，另一方面如果实在保不住了，也要促胎肺成熟治疗。”

崔医生回头对我说：“和门诊护士说一下，把轮椅推过来，别让她再走路了。”把孕妇推到门口，家属就赶紧推着孕妇去做超声检查了。

回到诊室，崔医生正在给一个怀孕月份挺大的孕妇测量宫高，忽然间孕妇说特别特别难受，喘不过气来，崔医生让她侧身躺，一会儿孕妇就说没事了。崔医生说这是仰卧位低血压，仰卧时子宫压迫下腔静脉，使回到心脏和心脏运送到身体的血量都减少引起的低血压，出现这种情况时别着急，侧卧一会儿就好了，在怀孕最后的几周容易出现。

孕妇说："我还有两周就到预产期了，可是昨天开始就感觉胎动不正常，胎动比起以前少了。"崔医生让孕妇先去做一个胎心监护。

这时前置胎盘的孕妇拿着超声检查单回来了，报告上写胎盘下缘可见出血的液性暗区，崔医生让我把住院单给孕妇开好，让门诊护士和家属一起把孕妇送到病房。崔医生对我说前置胎盘一旦有宫缩出血量会非常大，处理不及时孕妇都会出现休克。最理想的是孕妇情况平稳，能等到孕 36 周手术终止妊娠，这个孕妇住院后要根据母婴的安危随时制定治疗方案。

孕 38 周的孕妇胎心监护做完了，正常情况下，胎儿在 20 分钟之内至少有 3 次以上的胎动，每次胎动时胎心率要加快 15 次以上，持续的时间要大于 15 秒。但她的胎动只有一次，胎心没有加速，而且整个胎心率基线在 120 次左右，相对于正常的胎心在 120 ~ 160 次之间处于下限水平。

崔医生对孕妇说："胎心对胎动的反应不好，怀孕最后的几周羊水量会逐渐减少，也有减少速度很快的。去做一个超声检查看看羊水量，羊水少会引起胎动减少，胎心率下降。"果然如崔医生所说，超声结果羊水指数仅为 3.6cm，羊水过少，也被我们收入了病房。

羊水量大于 2000ml，在超声检查就是羊水指数大于 20cm，诊断为羊水过多，一部分和胎儿畸形及孕妇的疾病有关，和双胎、巨大儿也有关系，但有 30% 的孕妇羊水过多，但孕妇、胎儿、胎盘却没有任何异常。晚孕时羊水量小于 300ml，超声羊水指数小于 5cm 时诊断为羊水过少，对胎儿来说是一个危险信号，容易发生胎儿宫内缺氧和新生儿窒息，需要尽快处理安全分娩。

接下来是一个孕32周的孕妇，已经来了一会儿了，第一次测血压高压是150mmHg，低压是100mmHg，崔医生让孕妇休息一个小时再测，结果血压一点也没有下降，检查时发现孕妇的大腿都肿了，孕妇自己说这几天还有一点头晕。

我查看了孕妇之前的病例记录，血压是从怀孕20周之后开始增高的，之后血压基本上都是高压140mmHg，低压90mmHg，尿里蛋白时有时无，腿肿的高度没有超过小腿部分。

崔医生对孕妇说："你的妊娠高血压综合征加重了，已经从轻度进展到中度了，自己在家休息不行了，必须住院治疗。"孕妇说："这么严重啊，对孩子有影响吗？"

崔医生回答："如果血压继续升高，尿中蛋白量继续增加，就会进展到先兆子痫和子痫期，出现抽搐昏迷，大人孩子都很危险。这种病最根本的原因就是全身小动脉的痉挛，住院后要进行解痉降压镇静的一系列治疗，根据情况适时终止妊娠，保证母子的平安。"崔医生让我给孕妇开了住院单，说："化验检查这些都住院做吧，省得你自己跑。"

等孕妇离开诊室，崔医生意味深长地对我说："小秋，等你到了病房就会接触很多妊高征的孕妇，妊高征目前是咱们产科并发症发病最高的，病情有的时候变化快，一定要牢记治疗和处理方法。这样，一个人值班时遇到紧急问题才能及时处理。"

崔医生又说："我觉得现在人们生活水平提高，吃得越来越好，活动越来越少，孕妇体重增加也多，将来妊娠合并糖尿病的孕妇会越来越多。"

下午还遇到一个妊娠24周贫血的孕妇，血色素（血红蛋白）95g/L。崔医生告诉孕妇说："怀孕4个月以后，铁的需要量增加，所以孕妇就容易缺铁引起缺铁性贫血，严重的贫血能使孕妇全身没劲、头晕、眼花，甚至活动的时候心慌。你现在血色素已经降低了，血色素正常要在 110g/L 以上。食物要多吃黑木耳、紫菜、瘦肉、动物肝脏和豆类这些含铁丰富的食品，我再给你开一些口服的补铁药片，每天 3 次，每次一片，吃的时候加一片维生素 C，促进吸收，维生素 C 我也给你开上，等下一次来检查时咱们复查血色素。”

崔医生交代完后又补充说：“千万要重视，不要小看了贫血的影响，贫血后胎盘的血氧供应不足，即使足月时生下来，孩子也个子小，重量轻甚至会影响智力。”

最后一个孕妇给我的印象非常深刻，说话的声音很小，很轻，整个人很单薄，看不出已经怀孕 20 周。她不是在我们医院产检的孕妇，她说她怀孕后没做过检查。她已经有两个女儿了，一个 5 岁，一个 3 岁，没有上班，每天忙着照顾孩子。爱人一个人忙着家里的生计，生活并不宽裕。

她们那里属于农村，可以生两个，但这次怀孕已经是超生了，她不想要。但公公和婆婆不同意，说一旦是男孩呢，他们愿意出罚款的钱，这次来查超声是想求求医生帮她看看是男孩还是女孩，可是没想到医生说孩子有畸形，不能要了。我和崔医生看报告单上写的是无脑儿，就是胎儿没有头盖骨，脑部发育也非常不好，是肯定不能要的畸形种类之一。崔医生对她说：“这种畸形孩子确实是不能要了，要住院做引产。”

听了崔医生的话孕妇反而一下子放松下来，说：“这就好，这就好，她们就不用逼我非要这个孩子了。医生你不知道，我生孩子前身体就不好，生了两个孩子后身体就像被掏空了一样，这几年照顾孩子，我天天感觉都是在熬着。”然后她说她回去家里那边有个小医院，引产费用比这里少，她去那里做引产。我和崔医生问她那个医院有引产资质吗，一定要保证安全才行。她说反正村里做流产和引产的都去那里，离家近，花钱少，她决定就去那了。望着孕妇瘦弱的背影，我的心里忽然间觉得很不安。

过了几天，陆陆续续得到病房传来的消息。孕 41 周的孕妇顺产了孩子，八斤二两重，看来宝宝在妈妈肚子里多待一天就多长一天重量。前置胎盘的孕妇成功的保到了 36 周，剖宫产分娩，产后没有出现大出血，孩子五斤八两，母子平安。羊水过少的孕妇是剖宫产生的，手术时几乎就已经没有羊水了，女孩七斤整，有两个特别好看的酒窝，住院期间被评为病房里最漂亮的小美女。臀位的孕妇剖宫产，男孩七斤二两，孩子头在上面，没受产道压迫特别的圆，头发又密又长。

最不好的消息就是那天最后来的怀了畸形儿的孕妇，有一天晚上她被急诊送到了病房，引产后子宫不收缩一直出血。原来孕妇一直有严重的贫血，没有检查也没有治疗。由于引产医院处理不及时，送来得又晚，最后她的子宫没能保住被切除了，还输了不少血才保住了生命。她再也不用担心怀孕了，但比担心怀孕更多的苦恼还在后面，手术后身体的恢复、数目不小的住院费用都在困扰着这个经济不富裕的家庭。

不知不觉地，我也开始熟练地给孕妇量宫高和腹围，听胎心，看病人有没有水肿，边检查边和孕妇交流怀孕的情况。听着一声声咚咚咚节律规整有力的胎儿心跳声，看着孕妇们听胎心时幸福喜悦的表情，我也分享到了她们即将迎接新生命时的开心。

20 多年后的今天，无创 DNA 检查筛查胎儿染色体畸形项目在很多医院已经开展了。妊娠合并糖尿病真的发病率越来越高，北京市一项较新的统计显示发病率已经达到了 10%，在我现在工作的医院发病率已经超过了 10%。

伴随着国家二胎政策的放开，剖宫产再孕种种不利的方面也都显示出来。国家对优生优育和胎儿畸形的筛查也高度重视，负责产前筛查的妇产科、超声科和检验科的医生，都是专门经过培训和考核上岗的。

妇产科学的教材都已经出到第九版了，很多产程的处理和分娩的观念都在不断发生改变，这些思想和处理指南也在逐级医院推广。所有变化的目的只有一个，就是为了保证母子平安，健康。

临近预产期，相信每个孕妇和孕妇的亲人内心都是忐忑不安的，不知道能不能自己生？分娩的过程到底是什么样的？种种疑问，相信可以在下一节中找到答案。

2.4

产房里发生的故事

医学院毕业后，我来到北京郊区的一家大型企业医院工作，虽然可以留在上大学城市里的省医院，但我就是想来北京。

在二十多年前，我已经有了要到北上广开眼界的意识，这在当时大学毕业生的就业选择中并不普遍，当时我的一些老师和同学很不理解，为什么放弃那么好的省医院却跑到人生地不熟的北京郊区。我当时参加了北京的人才招聘会，因为没有北京户口，被城里的医院婉言拒绝了。

完成了企业和医院的各种入职培训，我被分配到妇产科。我实习时最不喜欢的就是拖拖拉拉慢节奏的内科，所以在人事科征求意见的时候，就毫不犹豫地说想去工作起来让人感觉利索痛快的外科。但人事科的老师说女同志随着年龄增长体力会慢慢下降，不适合外科的工作，也考虑了我的意见，于是我就到妇产科报到了。

进科后第一个见到的人是妇产科王主任，50 多岁，说话做事干净利索。她带我在妇产科门诊、妇科病房、产科病房走了一圈，把我介绍给妇产科的同事，最后把我带到产房门口。

在产房房门口，王主任非常严肃地对我说："你上班后的头三个月就在产房，接生是基本功，必须掌握。刚开始你肯定觉得难，但你要记住你是个妇产科医生，以后还要处理产程中出现的各种疑难问题，还要拉产钳。助产士的经验很丰富，好好跟着学，出产房前必须独立接生 60 个。”

接着她对着产房里面喊了一声：“邓老师在吗？”里面马上应了一声：“在啊，主任，什么事啊？”传来高低起伏非常悦耳的充满女人味的声音，邓老师 40 多岁，脸盘很大，眼睛很大。

“这是咱们科新分配来的秋医生，头三个月就交给你们了，好好带，赶紧成才，还指望着干活呢。”王主任说。“哟，瞧您说的，您还不放心我们，等着看好吧。”邓老师回答。我听出来了，邓老师是个老北京人。

和护士长领了柜子，又去总务科领了医生白大衣，我的妇产科工作正式开始了。在产房里不穿白大褂，而是穿蓝色分身的刷手衣，考虑到产妇待产和生小宝宝时需要比较温暖的环境，产房里温度挺高，穿着单层的衣服都感觉有点热。这会儿正好没有待产的产妇，邓老师带着我在产房走了一遭。

“看好啊，这是装结扎脐带的气门芯瓶，这托盘里的东西都是给产妇接生前消毒用的，这个盒里有单独的止血钳和镊子，都是消过毒的，这个是给小宝宝按小脚印用的印泥，这是小宝宝出生后躺的暖床，这是称宝宝重量的托盘秤……”她一个一个给我介绍。

又拉开柜门，指着一个个包好的蓝色布包说：“这些是消毒好的产包、侧切包、产钳包、胎吸包和紧急时使用的剖宫产包。”然后又说：“东西放哪里都记住了，没事时自己多看看，真正有事时没时间告诉你。”听口气我觉得邓老师好厉害，早就听说妇产科的老护士很凶，心里想果然是。

邓老师又带我去了后面的洗手池和打包台：“这是洗手消毒的地方，这是每次器械用完冲洗的地方，然后擦干，按原来的样子包好送去消毒，不要以为你是医生就不干打包的活，在产房有什么事就得干什么事。”我被邓老师的气势震慑了，跟在邓老师的后面，大气也不敢出。

正在这时，门口传来护士的声音："邓老师，送进来一个产妇。""来了。"邓老师边答应着，边往门口走。"换拖鞋，水杯带了吧？"邓老师一边问，一边看着病历核对产妇的名字。

把产妇带到待产床上，邓老师先用手把病人隆起的肚子上下左右摸了一遍。实习时转过妇产科，我知道这是在估计孩子的大小。然后她把手放在产妇的肚子上不动，我有点疑惑，就听邓老师问："多长时间疼一次，一次疼多长时间？"产妇说："三四分钟吧，一次疼半分多钟。"原来邓老师是摸宫缩。

听了胎儿的胎心，每分钟 145 次，很规律。邓老师带上两层一次性手套，让产妇把腿支起来分开，开始做经肛门检查，边做边说："不错，宫口已经开 3cm 左右了，胎头位置也快棘平了，骨盆也挺宽敞。"又问产妇排尿了吗，告诉她有尿及时排空，不然会影响子宫收缩。

那时候助产士是通过肛门检查宫口开大和胎头下降的情况，消毒的情况下才能阴道检查，否则容易引起感染。但肛查在今天基本不用了，现在是通过阴道检查，来了解宫口进展的情况。

忙完这些，忽然外面电话响了，邓老师叫我把胎心监护仪推过来给产妇绑上，然后和产妇说不疼时多休息，正常喝水吃东西。我找好胎心位置，给产妇监护上，正听着咚咚咚胎儿心跳的声音，这时邓老师走进来。

"我是邓老师，你爱人和我家那口子认识，刚才他打电话来了，让我多关照你。"邓老师对产妇说。

"哎呀，您就是邓老师啊，早就听说您是医院里接生最好的，我家那口子早就说等生的时候就找您，正赶在您班上了，您看我啥时候能生啊。"产妇说。

"你的情况都不错，顺利的话今天下午吧，应该能赶在我班上，但你必须听我的。待会儿宫口开到 4cm 以后就会越来越疼，不要使劲叫，否则肚子胀气不好生。趁现在宫口没开到 4cm，咱们灌个肠。”

看了胎心监护结果，没有发现减速等不好的情况。我帮着邓老师给产妇用温肥皂水灌了肠。灌肠后，产妇的宫缩明显变频繁了，而且控制不住地开始发出痛苦的叫声。

邓老师和我来到了外间，通过大玻璃窗我们可以随时看见产妇的情况。“现在开始做产程图，看着啊，横轴是时间，左边纵轴是宫口开大的情况，右边纵轴是胎先露下降位置的情况，填好病人信息，把刚才查的情况画上去。还有这张，产程记录单，把胎心和宫缩情况还有灌肠处理都写上。”我迅速地按邓老师说的把这两个表填好。邓老师看了看：“不错，还是文化高好。”然后开始提问我：“临产前都有什么征兆？”

“有三点，一是假宫缩，晚上不规律肚子疼，一到白天就好；二是胎头往下走，上面胃舒服，下面受压出现尿频和耻骨联合疼；第三是见红，就是宫颈内口的胎膜和和子宫壁分离造成的少量出血。”我赶紧回答。

“那胎儿娩出都要经过哪些运动，才能以最小径线通过产道？”邓老师又问。

“胎儿就像一个跳水运动员一样，要经过衔接、下降、俯屈、内旋转、仰伸、复位、外旋转，最后是胎头、前肩、后肩和身体娩出。”我完整流利地回答出来，幸亏昨晚有准备，背了书，全用上了。

“还跳水运动员呢，不错，你这个徒弟我收下啦，虽然什么也不会干，但理论过关。”邓老师被逗得直笑。看着她像孩子一样天真的笑，我想她应该是个刀子嘴豆腐心的人，我紧张的情绪也放松了，从这开始我就叫邓老师为师父。

这时，产房另一位助产士常老师取消毒包也回来了。师父对着她说：“再不回来就打电话找你了，里面的孕妇宫口应该开 4cm 了，进展不错。”然后又把我介绍给了常老师。

常老师说："好好跟你邓师父学，她本事可大着呢，生产时会阴保护的可好了，只要孩子不是很大，侧切都不用，顶多一个小中切，缝一针就行，中切我们可都是不敢，没把握怕把肛门括约肌给撕开。邓老师，一会儿给你徒弟露一手。"

里面待产妇的叫声越来越大，我们赶紧去看她，就见她非常痛苦，一疼起来的时候就喊"我不生了，给我多少钱都不生了……""饶了我吧，我要死了，我不想自己生了，快给我找医生，我要剖……"

邓老师和常老师会意地交换了一下眼神，两人异口同声地说："查一下。"邓老师示意我也戴上手套，让我先查，我戴上手套蘸点肥皂水把食指放进了产妇的肛门，除了指尖触到了硬硬的胎头我能肯定，其他的宫口开多大什么的我没查清。师父一查，惊讶地说："进展这么快，宫口已经 7cm 了，照这速度可快生了。"

"你是第一胎吗，怎么感觉像经产妇？"师父问。"我，我以前有个孩子 6 个月时打胎了，我那口子不知道，您千万别告诉他。"刚说完她又开始疼起来。邓老师无奈地看着她："以后千万别隐瞒病史，如果是经产妇你宫口都开 3cm 左右就不能给你灌肠了。"宫缩越来越紧，常老师坐在旁边开始安慰和鼓励她，一会儿给她听一次胎心。

"行了，小秋，刚来就赶上了，估计很快就生了，把产床收拾一下。"师父对我说。边带我整理产床，把产包拿出来，边教我说："第一次生孩子的产妇，宫口开 3cm 到开全，就是开到 10cm，一般是 4 个小时，但也有快有慢。超过 8 个小时就进展慢了，要汇报给医生。宫口开 4cm 以后要格外小心，宫口开大的速度就快了。经产妇生得快，只要进了产房就要格外小心。"

刚弄好，常老师说："差不多了，我要带她过来了。"趁着产妇不疼，我们三人把产妇赶紧架到产床上。产妇脸上全是汗水，头发也变得乱糟糟的。这时候，师父让产妇不疼时赶紧喝水吃点巧克力。

常老师给产妇冲洗外阴，然后把产包外层打开，师父去刷手，我负责安慰产妇，不疼时给她喂水和巧克力，产房顿时开始忙碌起来。师父利索地铺台，穿手术衣，戴消毒手套，然后给产妇消毒，在阴道里查了一下，说："枕位正常，宫口已经开全了，肚子疼的时候就往下用力，不疼的时候就休息。"

我看到产妇越来越疲惫，不疼的时候就想打瞌睡，我赶紧叫她的名字，给她喂了一块巧克力，说："最后的关键时候了，加油！"这时师父说："都看到孩子头发了，疼的时候用力，用力！"常老师不停地监测着胎心。

"我实在是没劲了，我不行了。"产妇喘着粗气说。

"不行也得行，下次宫缩时必须让孩子出来，时间长了对孩子不好。"师父大声地说。我看见师父右手垫着布的治疗巾，宫缩时保护着产妇的外阴。

我又给产妇用吸管喂了点水，把她的头发往后拢了拢，给她把脸上的汗水擦干净，对她说："听邓老师的，她说的都是为你和孩子好。"又来了一阵宫缩，产妇使劲用力，脸憋得通红，常老师也在上面帮着往下压，我看见孩子的头先出来了，头发黑黑的，只见师父迅速地用左手从孩子鼻子上面往下捋，挤出不少黏液和羊水，然后孩子上面的肩膀先出来，下面肩膀也出来了，这时师父保护外阴的右手才松开，整个孩子都出来了。

产妇的肚子一下就瘪了，人也放松下来，师父用吸痰管把孩子的呼吸道清理干净，一拍小家伙的小脚丫，清脆的哭声回荡在产房，犹如天籁之音。师父用两把止血钳夹住脐带根上面，然后中间剪断，用气门芯把脐带扎住，把孩子递给常老师，常老师把孩子抱到产妇眼前，说："男孩，看清楚了吗。"

"看清楚了，谢谢你们，谢谢你们，邓老师，谢谢您！"

我看见产妇柔和的目光看着孩子（图 2-9），整个人焕发着母性的光芒。

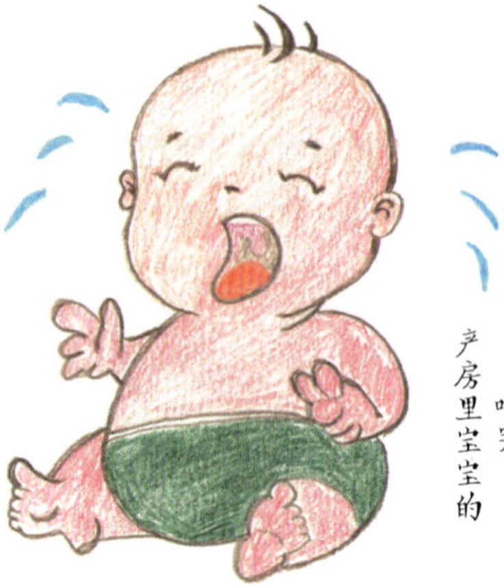

图 2-9　产房里的宝宝

等胎盘出来，检查完胎盘是完整的，检查产妇产道，外阴居然一点都也没破，师父在我心中的形象立刻高大起来，我记得在省医院实习时，我见到的自己生的几个产妇都是来一剪刀侧切，等产妇生完后我的视野里都是一片血海，什么也看不清，师父接生的经验真的是非常丰富。

常老师给产妇用上了催产素帮助子宫收缩，师父给产妇擦洗干净，然后挪到平车上。那边小宝宝也称完重，六斤八两。小宝宝已经睁开了眼睛，吸着大手指头，把孩子抱给爸爸看过了，孩子爸爸乐得不行。我主动把产床收拾好，去洗器械，师父跟在我后面提醒我每一步怎么做，常老师完善产房的记录。那边产妇幸福地抱着孩子，让孩子试着吸奶，我觉得忙碌后的产房这个时刻很温馨，母子平安，新生命的诞生给每个人都带来一种喜悦。

等包完产包快下午一点了，食堂马上就没饭了，师父说她先去把我们三个人的饭打回来，让我和常老师照看病人。又过了一会儿，常老师看了一下时间，产妇已经生完两个小时了，检查了一下产妇下面出血不多，又压了一下宫底也没有什么出血，就叫我一起推着平车把产妇送回了病房。

师父一边吃着饭，一边给我讲当产妇宫口开到 4cm 以后，宫缩强度加大，疼得会非常厉害，这个时候一定要做好安慰工作，因为恐惧和紧张会导致产妇神经内分泌的变化，血压升高，让胎儿缺氧，基本上要一直陪着她鼓励她才行。

又说到生孩子时会阴保护的事，师父说一定要掌握好力度，一方面让产道受力慢慢扩张，另一方面也要控制胎头，孩子头出来时不能速度太快，否则会撕裂产道。产妇力量不够，就宫缩时让她加劲，如果宫缩太强那就让她哈气不用力，总之就是让胎儿以合适的速度出来，既不拖延引起胎儿缺氧，也不能太快损伤产道。

道理我听明白了，但我知道要想实战时能做得到，就得需要平时慢慢积累经验。此时我觉得师父那一双大眼睛非常的可爱，整个人也非常的可亲，心里想，谁说产科老护士凶了，都是谣传。

正在这时，电话响了，原来是护士台打来的，说是有一个孕妇快要生了才来，已经在急诊科到妇产科的路上了。放下电话，师父立即到产房里抓起一块治疗巾，换上鞋就冲了出去，常老师也和我紧跟着她推着平车往电梯方向赶去。

快到电梯口时，就听见一个女人惊慌的声音："怎么办，要出来了，啊……"等我们把平车推到那，师父已经把治疗巾兜在产妇的两腿之间了，大家用力把产妇抬上平车，师父一路用手保护着产妇的会阴。

进了产房，直接用剪刀剪开产妇的裤子，不到 5 分钟，产妇就在待产床上把孩子生下来了，只给了我们一个简单消毒和铺单子打产包的时间。孩子又比较大，七斤六两，又是急产，产道裂伤了，我们处理好孩子后，把产妇搬运到产床上，师父给她缝合。

我看到师父就像一个巧手的裁缝，把破了好几处的阴道壁和外阴一点点的缝起来，针脚均匀，刚好止血又不密集，当然这个过程比缝衣服艰苦多了，因为视野里都是血。用纱布压一下，趁着视野不出血的那一瞬间下针，按一下，缝一针，又要准又要快。看着师父撅着屁股一针一针地在那缝，我觉得助产士不仅仅是技术活，也是体力活，可惜我现在帮不上忙。

等忙活完之后，产妇抱着孩子让孩子吸奶。产妇对我们说，她正在逛商场，刚开始感觉肚子有点疼时没在意，可过会儿越疼越厉害，就赶紧找车往医院来，可是等了半天也没有出租车，最后还是一个好心的司机送她过来的，当时急的也顾不上跟人家说声谢谢。

急产风波结束了，我和师父还有常老师赶紧把待产室的床单和底下的垫子都换了，把地擦干净，打产包，写产房记录，中间还要隔一会儿就看一次产妇的出血情况，因为产后出血 80% 是出现在产后两小时。忙完了也一个多小时了，到了两个小时检查产妇出血情况，产妇出血不多，我们把产妇送到了病房，家属刚赶到不久，给吓得够呛，以为孩子生在了医院外面。

生孩子的时间难以预测，为了能尽早掌握接生技术，我和师父说，请她和各位产房老师说一下，下班后只要有待产快生的，就往单身宿舍打电话叫我。下午 3 点时，又进来一位待产的产妇，师父估计晚上 8 点左右能生，我决定下班后先睡一觉，7 点多就来产房等着。

晚上产房是何老师和曹老师值班，我到的时候产妇宫口已经快开全了，上台后，发现前羊水囊还没有破，何老师就给了人工破膜，发现羊水颜色有点轻微的黄绿色，马上绑上胎心监护胎心也有下降，出现了胎儿宫内窘迫的表现。

产房立刻把情况汇报给了值班的产科医生，曹老师不停地安慰产妇和给她喂水。医生立刻赶过来，看了产妇之后，发现宫缩并不理想，胎心还是在下降，决定立刻产钳助产，时间就是生命，当时只有一个想法，让孩子尽快出来。

产科医生上台，先查了一下，胎头位置已经比较低了，用一个低位产钳就可以了，立刻给产妇导尿，在产妇会阴部打了麻醉针，然后将左手中指和食指伸到阴道里面撑起左侧阴道壁保护抬头，用一把钝头剪刀在中线向左侧45° 角剪开会阴，做了一个侧切。

产钳左叶顺利置入，右叶顺利置入，对和好，宫缩的时候曹老师让产妇一起用力，医生的产钳也开始牵拉，太好了，孩子的头慢慢着冠了，就是宫缩间歇孩子的头也不往回缩，卸下产钳，保护会阴，再一次宫缩，太好了，孩子出来了。清理呼吸道，一拍小脚丫，孩子响亮的哭声让我们一屋子的人都松了一口气，看见台上值班医生娴熟的操作，我非常羡慕，想我什么时候能像她那样呢。

帮产房老师收拾完，打完产包，已经快 9 点了，产房的第一天工作，也是我开始妇产科工作的第一天结束了。我回到宿舍还在想，在妇产科一定要有会干活的真本事，反应越快，技术越熟练，特别是紧急情况下，越能给产妇和胎儿更多的机会。

接下来的 3 个月，我尽可能地多待在产房里，不分白天晚上，只要有产妇进来，我就跟着产房的老师学习。生孩子真的是晚上多，在寂静漆黑的后半夜，洗器械的流水哗哗声格外清晰，我边干活边想，得出了这个结论。师父她们看到我这样没白天没黑夜跟着忙，也心疼我，白天没病人的时候就让我在休息间偷偷睡会儿。

第三天晚上，我看到了一个产妇生产时都顺利，但产后出血就是不停止，血一股一股地出。医生也来了，检查了宫颈产道都没有损伤，胎盘也完整，考虑是子宫收缩不良引起的，大家给她按摩子宫，用缩宫素，又用了麦角新碱，每个人都是焦急紧张的表情，但都没有放弃努力。最后在准备用纱布填塞宫腔的时候，出血终于停止了，产妇感动得直流眼泪。那一刻，我真为我们妇产科的医生护士感到骄傲。

第七天白天，一个产妇因为之前多次流产，宫腔有过感染史，这次怀孕保胎又用了很多黄体酮，分娩后胎盘剥离不全，剩余的胎盘粘连得特别厉害。我们的医生就一点点地用刮勺给刮下来，用卵圆钳给夹出来，整整用了快两个小时才把残留的胎盘全部弄出来了，产妇很感动，她对医生说："感觉您的工作比我生孩子还辛苦。"

第一个月末的晚上，我看到一例肩难产。因为孩子比估计的大，胎头出来后孩子的肩膀出不来，眼看着孩子的脸色开始不好，师父冷静地叫我给儿科打电话，然后让产妇两条大腿屈曲抱在肚子上，常老师在产妇前肩的部位帮助往下压，产妇也拼了命的用力，我的心都提到嗓子眼了。终于孩子的前肩娩出来了，后肩也出来了，很快又听到了熟悉的啼哭声，我当时一阵哽咽，就想哭。事后我问师父如果再出不来怎么办，师父淡淡地说剪断胎儿锁骨，到了那步为了救孩子只能那样。但我知道真的去剪断孩子锁骨的时候，我们医生护士的心也会跟着难过很久。

当然，有问题的情况是少数，更多的情况是看见一个个粉嘟嘟肉乎乎的小家伙顺利地来到这个世界。有一次连着两天每天出生的都是男宝宝，我都担心男女比例失调了，可是接下来一天出生的就是五朵金花，真是白担心了。

小家伙们才是真正的小鲜肉，一个八斤半的宝宝，生下来就像个大孩子，头发黑黑的，脸蛋胖乎乎的，可爱极了。有一对龙凤胎，女孩又白又胖，男孩又瘦又小，两个宝宝在一起就觉得像姐姐把好吃的都吃了，弟弟一直挨饿似的。这个宝宝有酒窝，这个宝宝头发最长……每一个宝宝都让我兴奋激动一会儿，每当看到新生命的到来，我工作的疲劳就不由自主地减轻了。

一天天过去，遇到过各种各样的生孩子的过程，大多数都是顺利的。产妇经历了难以想象的痛苦，全身力竭，生下宝宝后，又把宝宝抱在怀里的时候，母爱都显现在她们温柔的目光里。还有，我们是第一眼看到小宝宝不假，但我们都戴着口罩，而且刚出生的宝宝大多数还闭着眼睛呢，所以小宝宝第一眼看到的还是妈妈。

也有产程不顺利去剖宫产的，我们就忙着给插导尿管，备皮，然后产妇被手术室的车接走，产房一下就安静下来，这时的心里空落落的。我内心希望每个产妇都是顺顺利利的。但一会儿我们去手术室接孩子，看见粉嘟嘟的小家伙，心情又莫名其妙地高兴起来了。

慢慢地，我学会了肛查，准确率也越来越高，我开始上台做助手，然后自己独立接生，学会了侧切和缝合，一点点体会在助产时师父讲的会阴保护。

伴随着一个个新生命的到来，三个月很快过去了，离开产房的那天，师父递给我一个饭盒，打开一看，里面是两个泛着金色光泽、油亮油亮的大鸡腿。“知道你这三个月辛苦了，特意给你做的，回宿舍吃，好好补一补。”我鼻子一酸，看着她闪亮的大眼睛里都是关心，赶紧说谢谢师父，眼泪不争气地掉了下来。回到宿舍，吃着香喷喷的鸡腿，心里想着，等什么时候探亲回家一定给师父带点土特产回来。

后来妇产科在自然分娩的处理上经历了一些变化，孩子体重越来越大，认为侧切伤口更规整，可以减少产妇不规则的产道损伤，大部分医院基本都侧切。但最近几年又开始提倡无创分娩，就是不侧切也不会阴保护，让产妇自然状态分娩。无痛分娩和剖宫产再孕自然分娩也都开展起来。无论怎么变，作为一个妇产科医生，不断学习，提高技术水平，给每一位产妇最适合的分娩方式和过程，保证产妇平安分娩胜于一切。

经历了产房心潮起伏的过程，下一节让我们走进产科病房，看一看待产和产后医生和孕妇都要面对的是哪些问题。

2.5

走进产科病房

工作第一年，我轮转到了产科病房工作，时间是三个月。科里给我的工作安排是每周周一到周五上白班，每周五晚上连着上夜班。这样下夜班在周六，不影响平时上白班。另外就是每天晚上 10 点之前有急诊手术就和值班医生一起上台，在宿舍等电话，随叫随到，当然都待在科里更好。我对这样的安排非常满意，就算周五夜班忙，周六白天睡一天，周日还有一整个白天可以洗洗衣服、跑跑步，能充分的休息和恢复体力，时间足够了。

第一天在产科病房上班。医生们里面都穿着一套蓝色的刷手衣，和产房上班时穿的一样，外面套上白大褂。我也早就准备了一双一脚蹬的鞋，为的就是上产房处理病人时换拖鞋方便，主要是节省时间，换鞋时不能比老师慢啊。

在病房上班 8 点钟到岗肯定是不行的，这个时间大家都已经换好工作的衣服，在会议室里交班了。交班的人员包括昨晚值班的医生、护士和产房的助产士，还有今天所有上班的人员。交班时都站着，你看衣帽不整、满脸倦意的就是昨晚上夜班的，精神抖擞的就是今天准备上白班的。

首先夜班护士交班，把昨晚科里发生的手术、抢救和分娩病人的情况先汇报一下，然后是夜班医生把手术和抢救病人的情况进行交班，讲目前病人的情况和后续需要注意的问题。最后是主任发言，讲讲院里最近有什么精神，然后再问问护士长和大家有没有事，就散了。交班时，人们都没有长篇大论，都简洁干脆。整个交班的节奏很快，也就 10 分钟的时间。

分管产科的王主任把我介绍给李医生，让我在产科病房轮转时跟着李医生。对我说李医生是资深主治医师，经验非常丰富。我和李医生问好后，李医生告诉我分管的床号，我就把病历从护士站取来，跟着李医生去查房。

我发现昨晚上夜班的陈医生也在查房，李医生解释说下夜班的医生要把自己管的床位查好房，处理好医嘱才能下班，如果有自己的病人预约好的常诊手术，还要一起上手术。

李医生说产科这边一共 6 个医生，2 个二线医生，4 个一线医生。王主任和老何医生是二线医生。二线医生就是年资高经验丰富的医生，负责指导查房、临床疑难问题的处理和上手术。一线医生是负责直接和病人打交道，每天查房，常规的医疗处理，有什么疑难问题及时向二线医生汇报。

产科病房一共分为 4 组病人，两个二线医生每人负责两组病人，每组病人有一个负责的一线医生。一线医生除了李医生，还有王医生、陈医生和宋医生，每组 10 张床位。王主任组的一线医生是王医生和宋医生，老何医生组是李医生和陈医生。

妇科病房那边也有两个一线管床医生，夜班是两边病房的 6 个一线医生轮流上，夜班值班医生要负责产科和妇科病房，还有夜间来的急诊。夜班医生下夜班休息时负责的病人由协作组的医生负责。比如李医生和陈医生是一组，如果陈医生下夜班，她的病人白天需要处理的李医生要负责。二线医生晚上也是轮流值班，但是是听班，就是在家里，科里有事随时来医院。（图 2-10）

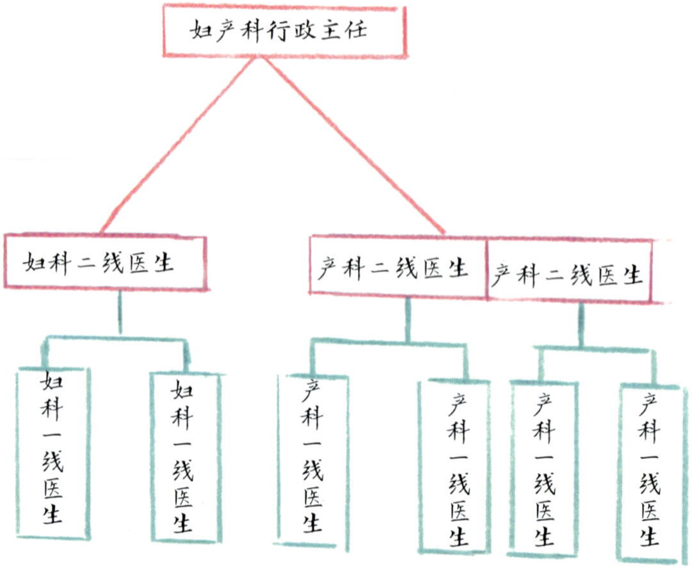

图 2–10　妇产科病房医生关系示意图

查房时先查产前待产的病人，测血压，听胎心，摸病人的宫缩情况，检查一下宫口的情况。回答病人提出的问题，大家几乎问的都是同一个问题：“医生，我什么时候生啊？”

第一个孕妇已经有了规律宫缩，宫口已经开到 2cm，李医生交代我写好病程记录后让护士送到产房。第二个孕妇是昨晚因为见红收入院的，有宫缩，但还不太规律，继续待产观察。第三个孕妇是昨天收入院的，今天已经到了孕 41 周，检查了一下宫颈管还没消，宫颈 Bishop 评分 4 分，李医生说处理完医嘱给孕妇上促进宫颈成熟的药。

第四个孕妇也是今天孕 41 周了，没动静，检查了宫颈条件，宫颈管几乎全消了，胎头位置也低，宫颈 Bishop 评分 9 分，李医生说处理完医嘱带病人去产房点催产素。怀孕到 41 周如果是没有动静，医生就会帮助催产。原因是怀孕 41 周以后，羊水会逐渐减少，胎盘的功能也会慢慢下降，胎儿可能会出现宫内缺氧的情况。

第五个病人，是一个怀孕35周妊娠高血压的孕妇，因为门诊血压控制不好，尿里又出现了蛋白，来住院治疗的。我给她测了血压，高压是160mmHg，低压是110mmHg，一直输着硫酸镁，但血压控制不好。孕妇说今早还有点头疼。

李医生问家属在吗，孕妇说一会儿就到，李医生说来了后就去找我们一趟。李医生对我说："病人输硫酸镁时要检查一下膝腱反射，还有查一下呼吸次数和问一下尿量，镁离子超过3.5mmol/L会出现镁中毒，所以要监测这些指标，如果有中毒要推注葡萄糖酸钙。"我立刻给病人详细地检查起来。检查完病人，我抱着一摞病历还没回到医生办公室，就被王主任喊了过去。

王主任说："妇幼保健院来一个紧急通知，要抽调咱们的一个医生去妇产医院学习产科新进展，一个月时间，看年资学历要求就李医生去合适。李医生一走，以后名义上就是我带你了，你就把李医生这组病人管起来吧，科里现在也实在抽不出人了，然后老何医生会和你一起处理病人。另外你是在学习期间，干活越多成手就越快，将来自己值班也踏实，别组的病人有事能帮忙时就尽量帮忙，只要产科病房的事，就是你的工作。"

王主任接着说："产科病房，是整个妇产科最忙碌、最复杂的病房。要和产房、产科护士台、手术室、检验科、影像科还有各科会诊科室很多人打交道，还要直接面对病房的病人和家属，是非常锻炼医生各种能力的地方，也是促进你成长和进步非常快的地方。你是学生党员，学习成绩又好，科里也格外重视，多和大家学习，好好干！"听完王主任的话，我知道自己要管理一组病人，心里既兴奋又有点忐忑不安。

这时，老何医生富有穿透力的声音已经从门口传到屋子里："王主任你俩说完没有，秋医生快点干活了。"王主任让我赶紧和老何医生去处理病人。我赶紧和王主任说了声谢谢，就出来了。老何医生让我去处置室拿3个换药包和一瓶碘伏，然后我就跟在老何医生后面去产后的病人房间查房。房间很大，里面有6张病床，第一个病人是自然分娩的产妇，会阴侧切，今天是术后五天，可以拆线了。老何医生把拆线包打开，里面有弯盘、镊子和剪刀，还有消毒用的棉球。我把碘伏倒在棉球上，老何医生先给侧切刀口处仔细地消毒，然后对我说："看着，用镊子压住这，把线头一边这个位置剪断，然后用镊子夹住线头这边，一用力，整根线就出来了。"

拆完一针，问病人疼不疼，病人说往出揪线的时候有点难受，拆完反倒觉得松快了。一共3针，剩下的两针被老何医生飞快地拆完了。切口愈合得非常好，对皮对得很好，拆完线切口是一条直线。

我帮着老何医生把换药的弯盘和器械收起来。听见老何医生对病房的孕妇说："所有自己生的侧切的产妇们注意了，在病房每天有护士帮你们做会阴冲洗，所以住院这几天伤口卫生都没有问题，回家以后每次大便小便都要用水冲洗一下，一定要注意好切口的卫生。另外尽量左侧卧位，让恶露从没切口的一侧流出来。刀口一般两周就愈合好了。但一个月内不要负重，大便保持通畅，减少大便时的用劲，别把伤口裂开了。产后42天复查前不要同房，别干重体力活，有时间就多练练收缩肛门的动作，恢复你们的盆底肌，不单单是防止憋不住尿，也为你们的性福着想。"病房的产妇都笑了起来。

"写在出院注意事项上的病人基本都不看，有机会就和病人多做做宣教。"老何医生告诉我。老何医生又给病人检查了乳腺，摸了摸子宫收缩的情况，问了产妇恶露的量，还有体温高不高，然后和病人说今天可以出院了，过了下午3点去办出院手续就行。

第二个产妇是剖宫产第二天，我们给切口换了药，切口用的是皮内缝合，愈合得也不错，没有红肿这些发炎的表现，体温也不高，其他方面也没有异常。老何医生告诉我今天输完液明天就可以把输液停了。

第三个产妇是术后五天，怀孕时血糖高，孩子也大，因为考虑巨大儿做的剖宫产手术。结果孩子真的有 9 斤重。小宝宝一头浓密的黑发，比起刚才看到的宝宝们显得格外大，小手小脚挥舞得也格外有力量，我们进去的时候产妇半躺在床上幸福地看着小家伙。我们检查了产妇，切口皮内缝合也不用拆线，恢复得都很好，我就把刚才老何医生和产妇宣教的那些适合她的内容宣教了一遍，告诉她今天可以出院了。

第四个产妇是自己生的第三天，乳房涨得不行，都有点硬了。老何医生赶紧洗手后教产妇如何按摩乳房，告诉产妇及时让孩子把奶吸空，不然就容易得乳腺炎，非常疼。检查孩子的皮肤黄得重一些，她从衣兜里掏出一个仪器，在孩子皮肤上点了一下，上面出了一个数字。

老何医生对产妇说："胆红素稍有点高，一会儿给孩子开点退黄疸的药，给孩子吃一下，如果继续升高就要和儿科联系照一下蓝光，一会儿我们会请儿科医生来看一下。"出门时老何医生告诉我那仪器是胆红素测定仪，生理性黄疸在孩子出生后 2 ~ 3 天出现，一般 7 ~ 10 天消退。但要小心病理性黄疸的出现，孩子黄得厉害或大便有问题，要及时请儿科医生会诊。

今天一共查了 9 个病人。我发现产科病房不单单是负责生孩子，产后产妇的情况和宝宝的情况都得负责。

回到医办室，协作组的陈医生说那个妊娠高血压孕妇的手术同意单李医生已经签完了，术前医嘱也下了，急诊手术通知单也开了。李医生已经坐医院的车去学习了，走之前让陈医生转告我们等手术室来接病人后去手术。陈医生说她那边产前病人没有需要特殊处理的，有两个出院的，病历和出院单已经写好了，让老何医生别忘了签字，签完字让我帮忙送到护士站。

在老何医生的指导下，我把医嘱都处理完，然后给那个需要促宫颈成熟的孕妇上了药，又开了上药后的医嘱，内容就是让护士把听胎心的次数增加，加强上药后对孕妇的监测。

我们又看了妊娠高血压的孕妇，手术室说10点来接病人，我们让孕妇先休息一下，一会儿护士来做术前准备，备皮和插尿管。孕妇说这会儿没什么不舒服，老何医生说有什么不好随时叫护士。

接着我们进产房给那个孕41周宫颈条件好的孕妇点催产素。让孕妇带上水杯，我领着她进了产房。又走进了曾经没日没夜奋战3个月的产房时，心里还有点激动。今天正赶上邓老师白班，我激动地先和师父来了一个拥抱。师父打趣说："这回你来身份可是产科医生，我们可要和你请教啊。"我说："什么时候都是师父，要多帮助我。"

老何医生教我点催产素的方法，把缩宫素2.5单位加在500ml0.9%的生理盐水中，从4～5滴每分钟开始，根据孕妇宫缩情况进行调整，每隔15～30分钟增加4～5滴，最多不要超过每分钟60滴。宫缩过强或胎心不好的时候要停止使用缩宫素，血压升高时要减慢速度。

总之一句话，催产过程必须有人看着，注意宫缩、胎心、血压和产程进展情况。最理想的催产是把病人自己的宫缩诱发出来，顺利进入产程。我按照老何医生教的方法开始给孕妇点催产素，孕妇的反应还不错。等到护士站给产房打电话，让我们上手术时，孕妇已经7～8分钟有一次宫缩了。老何医生让邓老师把胎心监护绑上，先按照这个滴数点着，有什么异常叫王主任她们组的医生。

我到了手术室和老何医生换好衣服刷好手，进到手术间看到王主任已经准备开始消毒了。王主任看到我，说："仔细看着消毒步骤，以后这活是你的。"我赶紧仔细地看王主任的消毒过程，使劲往脑子里记。

术者老何医生，一助王主任，我拉钩。穿好手术衣，带好手套，一上手术台，我发现老何医生和王主任一下严肃起来。"埃利斯。"王主任说完手一伸，器械护士就把钳子递过来了，先在切口那贴了一个贴膜，王主任用埃利斯把吸引管固定在消毒单上。

“看着，切开皮肤，皮下组织、筋膜层、分离腹直肌，到腹膜层，注意千万不要损伤膀胱。”老何医生边说边利索地完成这些步骤。然后我看见增大的子宫暴露出来，在子宫下段横切了一个小口，然后老何医生和王主任向两边一拉，把切口扩大，刺破胎膜，我拿吸引器的管开始吸羊水，然后老何医生把手伸了进去，用手掌托着胎儿的头，以盆底为支点，上面王主任帮压着宫底，宝宝的头先出来了，老何医生把宝宝鼻子和嘴里的液体挤出来，然后顺势把整个宝宝取了出来，再一次把宝宝口鼻的液体清理干净，断脐带，把宝宝交给了台下产房的老师。

我看见产房的何老师已经铺好了一个台面，都已经准备好了，儿科的医生也来了，因为孩子不到37周，我们请了儿科医生会诊，以防孩子有什么问题。接着就传来嘹亮的哭声。我听到护士对病人说：“你怎么哭了，这可对子宫收缩不好，孩子挺好的，看一眼，男孩。”儿科医生检查完孩子后对我们说：“新生儿阿普加评分没问题，状态也很好，不用转我们科。”

这时，胎盘也娩出来了，王主任检查胎盘都是完整后，开始和老何医生清理宫腔，一层层地缝合，皮肤用了皮下缝合。伴随着切口周边贴膜被撕掉的声音，手术结束了。

手术从消毒开始也就是半个小时的时间，我做的贡献就是拉钩、吸羊水和传递了几次器械，但我的注意力时刻集中在术者的操作上。我发现，妇产科说是有一线二线医师的分工，但实际上忙起来二线也得经常干一线的活，就是大家齐心协力把病人的事做好。

回到病房，我向宋医生请教了如何开术后医嘱，如何写术后首次病程记录。宋医生告诉我写手术记录时，可以参考做完手术病人病历上的手术记录。一顿忙乎，终于搞定了医嘱，又一鼓作气，参考着陈医生写的出院病历，把两个出院病人的病历写完了，和陈医生的两本出院病历一起让老何医生签了字，送到了护士站。

有活就赶紧干，一会儿不知道还有什么事呢，在产科病房就像是坐在火山口上，随时有无法预测的事情发生。老何医生对我工作的积极态度表示赞赏。一看表12点了，老何医生说赶紧吃饭，产房里的病人估计一会儿就该处理了。

在食堂匆匆吃完饭，回到病房我先看了上午手术的病人，然后就在医办室参考着其他医生写的，终于完成了剖宫产的手术记录。我长长地呼出一口气，终于不欠债了。懒腰还没伸完，产房的电话就来了，说有个病人的产程需要处理一下。我在休息室找到老何医生，向她汇报完，就和她一起赶到了产房。

邓老师说孕妇宫缩间隔还可以，但就是宫缩时间不够，强度也差，现在宫口开到5cm了，是不是需要人工破膜。老何医生说，上台查一下。老何医生先做了一个内诊，说宫颈口开了6cm了，头的位置也很低，先露部没有脐带。用窥器一打开阴道，就看见前羊膜囊在宫缩时向宫口外鼓着。在宫缩间歇老何医生把羊膜刺破，羊水哗的一下流了出来。

也真是神奇，破膜后孕妇宫缩真的就好了起来，宫缩时间和强度都变好了。老何医生又仔细地摸了摸孕妇的子宫，说："孩子小不了，不然胎头这么低不应该进展慢。"然后对我说："外面没事，咱们这看着吧，搞不好还要帮帮忙。"孕妇对我们说："医生，我是不是自己生不下来了，要不然给我剖了吧，我都没劲了。"老何医生说："破完水宫缩已经起来了，万里长征就差最后一段了，吃点东西，我在这呢，放心，能生下来！"

真是应了老何医生的判断，宫口很快开全了，宫缩时也看见胎头，邓老师已经上台了，何老师一边帮着拿东西，一边鼓励和安慰着孕妇，我也在宫缩间歇用吸管给孕妇喂一些水，安慰和鼓励她。老何医生对邓老师说："侧切，孩子看着大。"又对孕妇说："咱们现在都有已经看到孩子的头了，就剩下最后的努力了，宫缩时用力往下用劲，就像排大便一样向下屏气用力，你一定行的，我们也都在帮助你。”

孕妇已经没力气了，听了老何医生的话，又吸了几口水，在宫缩时按照指导开始用力。就差那么一点点，孩子就是出不来，听胎心开始有胎心减慢，老何医生急了，对孕妇说：“时间长对孩子可不好，如果再用几次力孩子还不出来我就要用产钳帮你了。”产妇一听要上产钳，虽然已经很疲惫了，但她还是说：“我再用力试试。”

老何医生在上面帮着压宫底，大家一起喊着号子，产妇也竭尽全力地用劲，终于，一个大胖丫头降生了，最后一称体重整整八斤四两。怪不得小家伙总不出来呢，原来是体重大，出来肯定就费力气。

检查了宝宝，都很好，何老师还说起了早上患妊娠高血压征的病人的宝宝，说没想到小家伙五斤四两，虽然出来得早点，但发育都好，哭声也非常响亮。老何医生给我总结病人的情况，“如果胎儿先露低，但产程进展慢，一定要想到巨大儿的可能，作为产科医生要有做好助产准备的意识。”

在之后的工作中，我深刻地理解到了老何医生和很多医生教给我的经验，这些都是亲身积累的实践经验，是任何一本教科书上都不容易找到的。

她还说计划生育时只能生一个宝宝，家家都把孕妇当成大熊猫，吃得多，动的得少，孩子体重比起以前都增加了，其实很不利于自然分娩。产前宣教做了不少，孕妇听进去的不多，说反正生不了就剖。一点也不想想剖宫产是手术，是在胎儿生不下来有危险的情况下的医疗手段，远期有很多不利的地方，比如粘连问题，手术瘢痕问题，这些大家都不考虑。其实把胎儿体重控制在6斤，产道和产力没有问题，都能自己生。

这时护士站喊我说我床上来病人了。病人是推着平车送来的，我看见孕妇应该是哭过了，眼睛红红的。旁边的人应该是她的爱人，握着她的手，不停地对她说："这次咱们一定会没事的，没事的。"但从他的表情看到的是担忧和紧张。

把孕妇平车推到检查间，我看了一下孕妇的门诊病历，就完全理解孕妇和家属的紧张情绪了。孕妇这次是第四次怀孕了，前三次每次怀孕到18周，就发生流产。

第一次流产后，夫妻俩就提高了警惕，仔细地进行了检查，染色体、激素水平还有子宫结构这些都查了个遍，最后医生诊断是子宫颈的问题，就是怀孕后没到孕足月临产，早期就出现子宫颈变短，子宫颈口松弛，以至于羊膜囊滑出发生胎膜早破，直至胎儿流产，医学上称为子宫颈机能不全。

子宫颈机能不全治疗的方法就是进行宫颈环扎术，就是在发生流产的怀孕周数前把宫颈内口用手术的方法结扎起来，防止宫内口扩张，预防流产的发生。从第二次怀孕开始在怀孕16周时孕妇就做了宫颈环扎术，可是依然没有阻止在孕18周时流产的发生。

第三次怀孕她们特意请了妇产医院的专家做的宫颈环扎术，结果就像中了魔咒一样，还是在18周没保住孩子。产科专家和她们说发生三次这样的情况已经是习惯性流产了。

我开始给孕妇检查，今天她正好是怀孕18周，我问她今天有什么不舒服。她告诉我今天早上开始就觉得下腹部有一阵阵的变硬，应该是有宫缩了，还有阴道流出来的分泌物比平时多。我给她做了分泌物的检测，不是羊水，我检查了宫颈，宫口并没有扩张。我听胎心也很好，摸了一会儿宫缩，没有发现有宫缩。

她眼睛一直紧紧盯着我的每一个动作，等我检查完，她说："医生你告诉我，这个孩子是不是又保不住了，我受得了，也习惯了。"然后就用眼睛看着我，等着我的回答。我看着她，对她笑了笑，然后把她紧握着的拳头慢慢地打开。她很不解地看着我。

我说："今天是不是很紧张，所以不自觉地就感觉到肚子疼。"她说："是啊，我从第三次流产后就打算放弃要孩子了，每一次流产后，我一想起肚子里的一个小生命又离开了，心里就痛得厉害，一到晚上就睡不着觉，好几个月才能缓过劲来。这次怀孕是意外，但到了18周我就禁不住的紧张和害怕。"

我对她说："刚才我检查你和肚子里的宝宝都很好，如果你想宝宝继续健康的长大，就不要给自己宝宝不好的暗示了，而且你的紧张可能真的会引起宫缩。过去已经发生的我们无法逆转，但现在你要给你自己信心，也给宝宝信心，相信这次宝宝一定会到足月，好不好，我相信你。"我用坚定的目光看着她。

我感觉到她的手也紧紧握住我的手，她说："我懂了，医生，我越紧张，身体就会跟着紧张。我没有信心，身体的反应也是没有信心的。我想要宝宝好好的，我知道怎么做了。"孕妇家属对孕妇的情况也很紧张，所以就住院观察了3天，3天里孕妇一次宫缩都没有，每次查房我和孕妇相视一笑，我们之间已经有了属于我们的默契。

3天后，孕妇出院。离开时，我对她说："希望宝宝足月时看到你来住院。"

孕妇看着我也笑了，说："秋医生，我希望宝宝能生在你的班上。"和住院那天哭红眼睛完全不同，我看到她脸上满满的是自信和坚定。3个多月后，在我已经开始独立值班，一个周六上午正在上班时，那个习惯性流产宫颈环扎的孕妇居然真的在我的班上来住院了，而且她这次到了怀孕38周才有临产的反应，今天早上开始有宫缩。

她笑着对我说："我就说我一定会生在你班上。"帮她拆除了宫颈环扎缝线，下午4点多她顺利自然分娩了一个有两个小酒窝的女宝宝。

回到医生办公室，我想起脐带绕颈的事，就问老何医生："有脐绕颈就不能自己生吗，还是绕的周数多就不能自己生？"老何医生说："脐带可以围绕胎儿颈部、四肢和躯干，叫脐带缠绕，90% 为脐带绕颈。发生的原因和脐带过长、胎儿小、羊水过多及胎动多有关系。绕颈一周比较多，自然分娩的孕妇中 20% 可以看到。但不是说超声诊断有脐带缠绕就一定不能自己生，但在分娩过程中要加强胎心监护，一旦出现胎儿窘迫，就必须及时处理。"

之后我们俩又把我们组和陈医生组的病人都巡视了一遍，有需要处理的我们都处理一下，和护士也及时进行了沟通，手术当天的病人需要写交班本，我刚把妊娠高血压病人的情况记在交班本上，夜班医生就来接班了。

晚上躺在宿舍的床上，我心里很不平静。结束了一天的忙碌，这一晚，科里很平静，没有电话打来。早上去食堂吃饱肚子，精神抖擞地去上班，离家千里，已经参加工作，踏入社会的舞台，我没有退路。

产科病房无论对医护人员来讲，还是对孕产妇来讲，都是充满变数的，前一刻还在产房待产的孕妇，因为出现胎儿宫内窘迫就要急诊手术，正要上产钳助产的产妇忽然间爆发的勇气和力量自己居然生下了宝宝，同样是一天剖宫产手术的两个产妇身体恢复情况却有差距。

走进产科病房，我建议：孕妇保持既来之则安之的好心态，能休息时尽量多休息，为分娩时和产后保留体力，产后要早下地活动，特别是剖宫产术后，适量的术后活动不仅能预防腹腔里的粘连，还能预防静脉血栓的出现，因为怀孕后血液就处于高凝状态，加上手术的因素，如果怕活动后刀口疼一直躺着不动，容易发生双腿的静脉血栓，严重了，血栓随着血液流动甚至会发生肺栓塞。

在产科病房工作的期间，一些病人给我留下了深刻的印象，尤其是一位妊高征的孕妇。我至今都记得她，因为她的乐观和坚韧。在下一节里让我们一起来看一看这位让我敬佩的妊高征孕妇。

2.6

一个让我敬佩的妊高征孕妇

3 个月的产科病房工作，琐碎而又忙碌。在护士站护士、产房老师和单身宿舍管理员不停的呼唤声中，在一个个新生命诞生的嘹亮哭声中，在病人的入院出院中，我度过了忙碌的每一天。

“秋医生，来病人了。”

“秋医生，快来产房。”

“秋医生，手术室叫了。”

“秋医生，会诊的医生来了。”

“秋医生，科里打电话，让你赶紧过去，有手术。”

……

关于产科的病历书写、各项手术处理操作，我一天天熟练起来。3 个月中，有一些病人和一些事件给我留下了深刻的印象，特别是其中一位妊娠高血压的孕妇，叫我至今都难以忘记。

这个 34 岁的孕妇在这次怀孕之前，已经有了两次妊娠史，但每一次的结局都不好。第一次怀孕在她 28 岁的那年，怀孕到 11 周的时候，开始有阴道出血，来医院检查结果是在怀孕 8 周的时候胚胎就停止发育了。医生解释说这也是一个自然淘汰的过程，因为胚胎质量不好，安慰她养好身体以后还有机会。

她和他爱人一下子就蒙了，两口子平时身体都挺好的，家里也没有什么遗传病史，为什么孩子就停止发育了呢？医生解释说影响因素很多，环境、食物、精子质量、母体因素，都有可能影响胎儿发育，原因很难查到。她做完清宫手术，就到妇产专科医院抽血检查了染色体，染色体也没有问题。两口子互相鼓励说还会再有宝宝的。

结果这一等就过了 3 年，在她 31 岁的时候，终于又怀孕了，两口子高兴得不行，但又忐忑不安，处处小心。终于平安地度过了 12 周，宝宝一切都好，也建了产科档案，终于松了一口气，就等着足月生宝宝了。

但是没想到的是，她怀孕到了 20 周的时候，血压开始升高。她和爱人按照医生的嘱咐，休息和口服降压药物治疗，血压控制的还挺满意。但最不愿意发生的事情发生了，在孕 22 周的一个晚上，她开始出现肚子疼，阴道出血。半夜里赶紧和爱人来到医院，检查发现是胎盘早剥（图 2-11），做了手术。

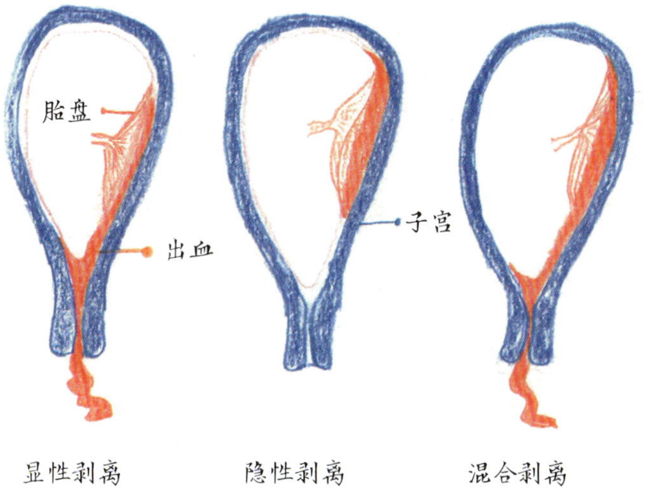

图 2-11　胎盘早剥分类示意图

幸亏两个人警惕性高，来医院及时，没有发生子宫胎盘卒中和弥散性血管凝血这些严重的并发症，子宫保住了，术后她恢复得也很好，但遗憾的是孩子没有了。手术后她和爱人的情绪一度低落，想着也许就是命吧，他们不该有孩子。但让妇产科医护人员惊喜的是，两个人出院时已经恢复了乐观的心态。他们对大家说："我们会积极为继续有宝宝做准备，但顺其自然。"

3 年后，她真的又怀孕了，来门诊时还是乐呵呵的。这次，怀孕 13 周时血压就开始升高了。她开始和医生了解妊娠高血压的知识，医生说得了这个病的孕妇身体全身小动脉痉挛、内皮损伤和局部缺血，造成全身各系统各脏器血液灌流减少，对妈妈和宝宝造成危害。

妊娠高血压早期的时候，表现是怀孕后血压增高，收缩压≥ 140mmHg，舒张压≥ 90mmHg。如果尿中出现了蛋白，就是病情加重，进入了轻度子痫前期。当收缩压≥ 160mmHg，舒张压≥ 110mmHg，或蛋白尿≥ 3 个"+"号，或出现持续的头痛和视觉障碍，或出现肝肾功能的异常等，就是病情进入了重度子痫前期。

妊娠高血压最后最不好的后果就是发生子痫，表现是抽搐、口吐白沫甚至昏迷，对母儿伤害很大，甚至导致母儿死亡。子痫可以发生在产前，也可以发生在产后，还可以发生在血压升高不显著，没有蛋白尿的时候。

对孕妇来说，如果年龄 40 岁及以上，有高血压、慢性肾炎和糖尿病史的，或者有肥胖和子痫前期家族史的，都要警惕妊娠高血压。得了妊娠高血压的表现有血压升高、浮肿、尿里有蛋白，这时一定要积极治疗。

妊娠高血压治疗的目的就是控制病情、延长孕周和保证母儿的安全。治疗方法是休息、镇静、解痉、必要时降压利尿，适时终止妊娠。这个病有一个特点，就是胎盘娩出后很快就缓解或者自愈。

把这些关于妊娠高血压的知识都了解了，她就和爱人开始积极地配合医生的治疗。对于这么早就出现血压升高，科里的人都为她捏一把汗，她和爱人反倒给我们打气：“医生，放心吧，我们肯定在34岁这年生下宝宝，在我35岁之前做妈妈。”

从这以后，她和单位说明情况，就彻底请假休息了，他爱人单位知道他们的情况，也主动给他爱人灵活的工作时间，很多书写的工作就让他在家里做。看得出来，他们平时在单位人缘肯定不错。她也开始了不停地住院治疗，然后病情稳定后出院，然后再住院这样的孕期，手上密密麻麻都是输液的针眼。治疗妊娠高血压预防子痫发作的解痉药物就是硫酸镁，输液的速度很慢，每天都要输10个小时左右。

等她再次住院住到我负责的病房床位上时已经怀孕28周了，这次胎盘的位置还低，不但要时刻和妊娠高血压做斗争，还不能活动，怕前置胎盘出血。因为住院的次数多，病房的医护人员对她都很熟悉了。

我第一次看到她时，她正在看一本书，那是一本如何科学育儿的书。她见我进来查房，把书放下来。因为活动少加上浮肿，整个人看起来胖胖的，但看她却是精神头十足，两个眼睛亮亮的。她对我说：“宝宝已经28周了，多保一天宝宝就大一天，我绝对好好听医生的话，我相信你们一定会帮助我的宝宝平安出来的。”

听胎心的时候，她就咧着嘴在那幸福地听着宝宝的心跳，没有一丝焦虑和抱怨。我相信经历过前三次妊娠不好的结局，她比谁心里都恐惧和害怕。但她却能积极地调整自己的心态，不但让自己放松下来，还鼓励身边的人，真的非常不容易，这样的病人让我这个做医生的非常敬佩。

因为她的浮肿和尿里的蛋白情况不稳定，胎盘位置又低，这次一住院就没有再出院。每天早晚两次查房都能看见她洋溢着活力的笑容，有一天发现她在看一本产后如何恢复身材的书。看我在看书名，她笑了，说：“我生完宝宝后要把这些肥肉去掉，宝宝不喜欢臃肿的妈妈，我得在宝宝面前保持好形象。”

然后和我讲她的一个大姐，因为胖又不打扮，生宝宝的年龄也偏大。结果孩子上小学时她接孩子，老师和同学的家长都把她当孩子的姥姥，当时大姐把这件事讲给她听的时候，她说她乐得都直不起腰来。她说，我可不当宝宝姥姥。

天天住在医院里，换个人都烦死了，可她总是有事情做，看书，还画画，听收音机。他爱人来看她的时候，两个人也都是脸上挂着笑容，不紧不慢地聊着天。每次查房和她聊聊天，觉得轻松很多，在别处的压力和劳累都不自觉地减轻不少。

终于保到了34周5天，她阴道开始出现了少量出血，血压也开始出现波动。前置胎盘和妊娠高血压的问题都开始加重了。王主任和老何医生，还有那天在的所有一线医生紧急讨论了她的病情，然后决定马上促胎肺成熟，密切观察阴道出血和血压变化情况，尽快结束分娩。

手术的那天早上，我看见她的床边小柜子上有一大束红色的康乃馨，格外的引人注目。她告诉我，花是爱人送她的，以前每次情人节都想要一束红玫瑰，可爱人一直没送过她。这次爱人特意送花给她，因为玫瑰有花粉和香气，不适合在病房，所以送了她一束红色的康乃馨。

手术室来接她的时候，我正往护士站送处理好的病历，看见她爱人帮忙推着床，不停地嘱咐着她什么。因为她的病情，王主任和老何医生都上台了，产科最强阵容。我的心里有点紧张，妊娠高血压孕妇的宝宝一般都会小一些，因为血管收缩影响胎盘的供血。

宝宝被老何医生取出来，我看了一下，个头比想象的大，是个男宝宝。剪断脐带后送到台下产房的老师那，处理完呼吸道，孩子的哭声一下子就把手术室里紧张的气氛冲淡了。隔着铺的手术单，我听见她用激动的声音说：“谢谢你们了，谢谢！”

儿科医生说：“孩子状态都很好，真没想到妊娠高血压的宝宝比同周数的宝宝还要大，估计不用转我们科了。”我的心也一下子放松下来，心里更加佩服她了，她是从心里真正的放松和好心态，才会让自己身体各个方面有利于对抗血管的痉挛，增加了胎盘的供血，宝宝才发育得这么好。

在产房时我曾见过一个怀孕38周妊娠高血压的孕妇，肚子很大，我对邓老师说孩子小不了，邓老师说你到时候看吧，她都是胖自己。最后生下来，孩子果然只有5斤2两，瘦瘦的，哭声也很弱。

我和产妇聊天，她告诉我其实她血压高并不严重，也没有浮肿和尿蛋白。但她心里总想着高血压这件事，总是紧张，情绪也不稳定，不时地和家人发脾气。每次超声检查医生都提醒她孩子小，产科医生也告诉她放松心情，可她就是控制不了自己的状态。她说现在看到孩子这么小她真的后悔了。

在产科，孕产妇的精神和心理状态对是否能自然分娩和很多疾病的结局都影响非常大，她们也非常需要家属和我们医务人员在精神上的支持和鼓励。

那位乐观的产妇手术很顺利，回病房后她恢复得非常好，血压恢复了正常，浮肿也消退了。孩子也非常的健康，每次查房我都会看一会儿她的小宝宝，小家伙有时候安静地睡觉，有时候手舞足蹈。

看到母子平安，那几天我的心情都是莫名的喜悦。医生和病人之间在不知不觉中情绪是相互影响的，病人信赖医生，医生给病人信心，这种紧密的联系是不可割舍的。他爱人给我们送了一大盆煮好的红皮鸡蛋，说是孩子奶奶做的，自家养的鸡蛋，一定让他好好谢谢大家，鸡蛋很多，全科人每个人都吃了两个。

产后42天复查，她和爱人特意抱着孩子来病房看我们，我几乎认不出来她，身材恢复得非常好，又换上了合体的衣服，和住院时简直判若两人。她给我们带来一大保温桶醪糟鸡蛋，说是她自己做的，让大家尝尝，我也尝了一勺，食物做得很好吃，不自觉的心里也感觉到一种温暖。

勇敢地面对和正视自己身体的问题，和医生一起努力去治疗，病情就会朝好的方向发展。但往往也会有这样的情况出现，病人和家属躲避和隐藏病人的病情，后果是付出了惨重的代价。下一节里，一个年轻的孕妇就被没有及时治疗的先天性心脏病夺走了生命。

2.7

没有及时治疗的先心病夺走了年轻孕妇的生命

早上一进产科病房，在换衣服的时候就听见大家在议论，说昨天后半夜住进来一个孕妇，来了就直接住进了抢救间。还说孕妇的嘴唇和手指来的时候都是紫色发黑的。

昨晚夜班值班的是宋医生，估计是忙了一夜，我进医办室的时候看她正趴在桌子上，旁边的交班本上写了整整大半页。看见我们进来，宋医生从桌子上抬起头来，说："你们可算来了，昨晚我和王主任差不多把医院一半的科室都惊动来会诊了，真是难以想象现在还会有这样的事。"

我们七嘴八舌地问到底是怎么回事啊。宋医生说病人是昨晚后半夜 1 点钟来的，送来的时候是平车推来着，但是病人是坐在平车上的，呼吸困难根本就躺不下去，整个人可以用毫无生气形容，耷拉着脑袋，人很瘦，就肚子隆起来格外显眼。

然后一问病人病史，更是让人生气，孕妇是先天性心脏病，是不能承受怀孕的那种心脏病。病人怀孕早期曾到医院看过，医生就让孕妇做流产，还告诉孕妇和家属这个时候做流产都是有风险的，必须马上住院。但病人和家属不但没去办住院手续，之后连产前检查都不做了，还说是怕做检查时医生会逼着孕妇做流产，他们不做产检是为了保护孩子。

正说着，护士长已经在门口喊了：“交班了。”交班时听到了更多关于这个孕妇的情况，听完之后我有一种很为这个孕妇担心的感觉。孕妇今年19岁，目前妊娠34周，先天性室间隔缺损（图2-12），一直未进行修补治疗。目前状态非常差，已经出现心力衰竭的表现。昨晚急诊产科超声检查胎儿大小小于孕周，符合孕32周。孕妇超声心动检查结果是膜部室间隔缺损，室间隔缺损处已经出现右向左分流，左心房和双侧心室增大，肺动脉高压。心内科会诊孕妇室间隔缺损已经进展为艾森曼格综合征。

当我听到艾森曼格综合征的时候，第一反应就是孕妇先天性心脏病病情已经不可逆转，而且失去了畸形矫治的机会。孕产妇死亡率高达30% ~ 50%。

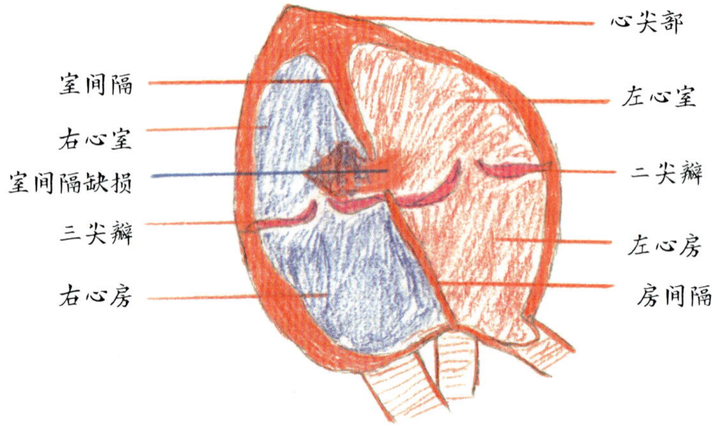

图2–12　室间隔缺损示意图

因为这个病人的病情严重，科里的总负责人王主任也从妇科病房过来了。我查房几次从抢救间经过，看见两个王主任正在里面和宋医生交代着什么。从她们的缝隙间，我看见床上靠着被子坐着一个很年轻的女孩子，头发很长，有点散乱的在后面扎了一下。脸是浮肿的，一双眼睛被浮肿挤得细细的，眼神很迷茫，鼻子里插着吸氧管。在她的床边站着一个目光同样是非常迷茫的年轻男子，我想应该是她的爱人。

接着我在处理医嘱的时候就听见宋医生、两个王主任在和家属交代病情。一个年长的女家属是孕妇的妈妈，另一个年长的女家属是孕妇的婆婆，还有就是孕妇的爱人。还没等宋医生、两个王主任说话，孕妇的妈妈先哭着说："早就说不能要孩子，你们偏让她要，你们是要害死她啊，医生一定要救大人。"

孕妇的婆婆不高兴了，有点气愤地说："哪个女人不生孩子，而且我也答应你等她生完孩子就带她去做心脏手术，我们出手术费。而且你们家早就知道她心脏不好为什么结婚前不告诉我们，还不在她结婚前先治好？怀了孕才和我们说她不能要孩子。"孕妇的爱人也想说点什么，但被产科王主任给打断了。

王主任说："不管你们之前是怎么回事，现在最重要的就是孕妇的病情。她现在情况十分危险，大人孩子随时都有生命危险。"王主任接着说："昨天晚上我们已经动用了医院所有的力量，病人的病情已经确诊了，我们医院不是专科的心脏病医院，现在病人的情况很紧急，我们建议立即转院到专科的医院治疗。"

女孩的婆婆立刻不干了，说："这附近最大的医院就是你们医院了，病人这种情况现在转院你们看还行吗，能禁得起路上的折腾吗？"正在这时，门被急促地推开，护士进来报告说："抢救间病人情况不好，呼吸困难加重，胎儿胎心也开始不规则减慢。"

两个王主任和老何医生还有宋医生立即站起来往抢救间冲去，我也跟着跑了出去。我看到女孩正在急促地呼吸，眼睛几乎就是闭着的，嘴唇颜色比早上看的时候更不好了，我看着王主任指挥着护士加大吸氧量，用药，心内科医生也赶到了，查看病人，和王主任商量着下一步的治疗。

这时护士喊我，说产房叫我，我的床上病人有事，我就从抢救间出来了，去产房处理病人。从产房出来已经是半个小时之后了。医生办公室里人比平时多出来两倍，心内科、麻醉科、儿科会诊的医生，还有医务处的人都来了。我边处理医嘱，边听她们说话。讨论的结果是目前转院，病人情况不允许，已经和心脏专科医院医生联系马上派专家过来，病人病情需要立刻手术，马上术前准备。

老何医生过来帮我一起处理医嘱，把病历送到护士站后，我也开始给宋医生帮忙。输血申请单、急诊手术通知单、手术同意单、病危通知书……一张张地填写，宋医生下夜班也根本走不了，这会正把会诊记录整理记在病历上，因为病人病情变化快，记录的病程多，需要及时地完成病程记录，好往下接着记。

然后就是和家属交代病情签字，产科这边的王主任亲自交代，这会儿孕妇的妈妈、婆婆和爱人都不说话了，病人的情况不好她们都看到了，心里也非常害怕。王主任说："现在大人孩子的情况都非常不好，你们也看到了。不手术，大人孩子随时会有危险，但手术，能不能保住大人孩子我们也只能是尽力。手术时，我们的心内科医生，儿科医生都会在场一起参加抢救，我们请的心脏专科医院医生也在赶来的路上。"

孕妇的婆婆小声地说："是不是保孩子的希望大啊？"一直不作声的女孩的爱人忽然间非常愤怒地大声地对他妈妈说："你在说什么，还说保孩子，你不想保大人吗？就是你，我本来就没想要孩子的，我今年才 20 岁，在外面工作好好的，我根本就不想回家结婚。”然后抱着头呜呜地哭起来。孕妇的婆婆对儿子说：“哭什么，看你没出息的样子。”然后孕妇的婆婆对王主任说：“我们签字，知道咱们医院和医生都尽力了，最后是啥结果我们不怨医院和你们。”孕妇的妈妈一直不作声，就呆呆地坐在那里。

手术室很快就来接病人了，病人根本就躺不下，半坐着被推向手术室，孕妇的爱人也在车一边扶着孕妇。我和老何医生还有陈医生被留下来看守病房，两个王主任带着宋医生和王医生去了手术室，医生办公室里一下子仿佛安静了，但我知道我们都等待着手术的消息。

一会儿，外请的专家来了，我送专家去手术室，路上碰到了产房的常老师，正从手术室回来，一看接孩子的小车是空的，我的心咯噔一下。常老师说孩子体重轻，发育也不好，已经转到儿科去了。听到常老师说完，我的心才放下来。送专家进了手术室，我看见手术室的护士正和血库送血的转运工作人员交接，准备往里面送血。我问了一句是我们产科的那个病人用吗，护士说就是那个病人，情况不太好。一听这话，我的心又提了起来。

和老何医生还有陈医生处理产科病房的事，我们三个人都不时地问一句，怎么手术还不回来啊，看时间差不多了啊，我也无意识的总往病房门口张望。一个剖宫产的手术时间过去了，又一个剖宫产的手术时间过去了，手术还没有下来。到了午饭时间，老何医生让我把她们几个上手术的人的饭都打回来，先放着。

下午 1 点钟的时候，手术的医生回来了，但病人却没有回来。宋医生已经累的快虚脱了，脸色惨白的，她说头晕，估计低血糖了，我们赶紧找了糖块让她含上，把她扶到值班室里，这时护士给拿了一只高浓度的糖水让宋医生喝了，她才缓过劲来，躺在床上她说让我睡会吧。

医办室里王医生已经接着宋医生的工作，开始干活了，埋头写病历记录。

光顾忙呼宋医生了，这时我们才发现忘了问最重要的事，病人的情况怎么样了？王主任摇摇头，说：“情况不好，孩子出来后，就开始大出血，看术中的表现和化验结果，是发生了少见的羊水栓塞，这对本身心脏功能不好的病人无疑就是雪上加霜。出血怎么也止不住，最后把子宫切除了，大的出血止住了，渗血怎么也控制不了。”

王主任接着说：“你们不知道，当时手术室的情况多紧张，这边输着血，那边出着血，请来的专家、重症监护的主任、麻醉科的主任都在参加抢救。但术中化验的结果是发展到了弥散性血管内凝血。病人能下手术台真是万幸，下了手术直接就被转到重症监护室了，专家也跟着去了。”

然后王主任对王医生说：“写完手术记录和转科记录，尽快把病历转过去，那边情况估计很紧急，一会咱们再过去看一下病人。”护士长这时走进来，说：“我已经调出了一名产科护士去重症监护室，负责咱们产科术后的护理。”

门开了，孕妇的妈妈走了进来：“谢谢医生了，我知道你们都尽力了，都是我害了孩子。孩子爸爸在孩子 7 岁时就去世了，我一个人拉扯孩子，一直没能力给孩子做手术。想着让孩子嫁个好人家，能有钱把手术做了，没想到还没治病先怀孕了，变成现在这个样子。”说着就大哭起来，我和王主任赶紧安慰她，和她说现在最重要的是孩子的病情，需要她坚强。

我知道弥散性血管内凝血意味着什么，发生了弥散性血管内凝血，就意味着血液凝血机制被弥散性激活，小血管内广泛纤维蛋白沉着，导致组织和器官损伤，另一方面，凝血因子的消耗引起全身性出血倾向。发生弥散性血管内凝血后病死率高达 31% ~ 80%。诱发弥散性血管内凝血的病因有一条就是羊水栓塞。

我眼前浮现出那一双被浮肿挤的细长的眼睛，那迷茫无力的目光，我的心里有一种说不出的烦闷和无奈。王主任和王医生拿着写好的病历去重症监护室，不知为什么我开口和王主任说："我可以一起去吗？"王主任说："现在病房没事吧，一起去吧，多看看重症病人的治疗，对你的成长有好处。"

跟在王主任和王医生的后面，走到监护室门口，在我眼前看到的情形是孕妇的妈妈在号啕大哭，孕妇的爱人呆呆地站在门口，孕妇的婆婆坐在门口的椅子上，用手支着额头低着头一声不响。我们换好拖鞋戴好帽子进了监护室，就看见监护室主任正从监护室里面走出来，看见我们，说："你们那个病人我们尽力了，但病情太重，已经没有生命体征了，和家属也刚刚交代了。"

我不自觉地向里面走到病房房间里，看见护士正在摘我们那个病人身上的各种监护仪器，我又凑近看病人，那双因为浮肿而变的细长的眼睛已经永远闭上了。我听见护士说："这个病人手术的针眼从手术回来一直在渗血，只好拿一个厚的棉垫给伤口敷上。"这是我工作后经历的第一个死亡的病人，而且是产妇。接下来几天病房很平静，但气氛都有些沉闷。

家属没有因为病人的死亡来找我们讨说法，在那个年代没有因为病人出现死亡就要求医院赔偿，也没有医闹这种奇怪的现象。病人和家属对医生和医院更多的是信任和理解，医生对病人的治疗也是不遗余力，毫无保留。

听来科里会诊的儿科医生说，病人的孩子住院 2 周后出院了，体重增长了不少，早产导致的并发症也都基本治好了，孩子出院时是孩子的奶奶一个人来的，孩子的爸爸没来。

我那一段时间常常想究竟是什么原因夺走了这个仅仅 19 岁的年轻妈妈的生命，就是因为她的心脏病吗？如果她的妈妈在她结婚的时候不用谎言去欺骗，是不是就有可能怀孕前先去治疗心脏病呢？如果孕妇和家人怀孕了以后能听从医生的处理意见早期选择流产，而不是存在侥幸心理，回避治疗，是不是就可以避免之后的悲剧呢？那一阵子，只要一经过抢救室，我眼前就会出现那双因为浮肿而变的细长的眼睛，一双迷茫的眼睛。

20多年过去了，现在产科的孕前和孕期检查，比起我刚工作时更加的完善和仔细。一张心电图的结果，一个心脏超声检查就能发现孕妇心脏的问题，能得到专科医生全面的评估和治疗。包括在妈妈肚子里的胎儿的心脏都能得到很好地检查，不少先心病的胎儿在妈妈肚子里就能被发现。

但当我想起那个19岁因为心脏病而离开人世的孕妇，就会想到那些医疗条件还不够完善的地方，是不是还有像她一样的心脏病孕妇，是不是得到了及时的治疗，我的心情就会莫名地沉重起来。

面对疾病，拒绝谎言，谎言下疾病的事实依旧在那里改变不了。

面对疾病，不要回避，你逃避的不仅仅是最好的治疗机会，甚至是宝贵的生命。

纵然20多年过去了，想起那个病人时，监护室护士的那句话仿佛还在耳边:“这个病人手术的针眼从手术回来一直在渗血……”

病人来到了医院，就是把所有的信任都交给了医院，但由于医生的诊断不够及时准确，给病人带来的是更多的痛苦和伤害，在下一节里揭开了足月胎儿胎死宫内的真正原因，然而发现的时候病人已经发生了酮症酸中毒，具体的情况让我们一起往下读。

2.8

让人猝不及防的酮症酸中毒揭开了胎死宫内的真正原因

今天是周五，王医生带我值夜班，接班时宋医生告诉我她负责的病房床位上刚收了一个本院的职工，是怀孕36周胎死宫内。孕期检查也没有什么异常，超声检查已经做过了，没有胎盘早剥和明显的脐带异常。病人一周前上呼吸道感染很厉害，还输了消炎药，估计胎儿死亡应该是急性羊膜炎和宫内感染这些因素吧。

然后对我和王医生交代说，病人该查的化验都开好了，明天早晨早抽血，让我们和明天白班医生交班，说早上给她上米索引产吧，都是本院的，病人要求早点给处理，咱们就照顾她吧。我当时好像想起点什么，但又没抓住，接着就是巡视病房，一忙我也就没再往下想。

这时，外面护士站打电话，说下午入院的那个胎死宫内的孕妇感觉不舒服，我和王医生赶紧去看病人。

病人是我们医院后勤的职工，我好像记得以前领东西的时候见过，她做事的时候非常的干练利索。她梳着短发，圆脸，不戴眼镜，整个人看着没有精神，眼睛有点肿，估计是哭过。陪着她的是她们科里的一个同事，那个同事和我们说她爱人是军人，在外地还没有赶回来。

我们问她哪里不舒服，她说："也说不上哪里不好，就是浑身上下有说不上的难受。"王医生说："遇到这种情况肯定心里难受，我们也特别理解，估计你也累了，不行就给你一点助睡眠的药，好好休息一下。"病人的同事说："也是，她下午从做完超声检查到现在连口水都没喝，一直坐在那难过，应该吃点东西，好好休息一下。"

又安慰了一会儿病人，她就和同事回病房了。晚上 11 点的时候，孕妇的同事过来说病人还是感觉不舒服，只喝了一点水。我和王医生又过去看了一下，病人情绪还是很不好，说自己就是感觉难受，我们又劝了劝她，王医生让护士给了她一片助睡眠的药，让她睡觉了。

第二天早上交班的时候，我们把这个病人的情况和白班的医生仔细做了交班，白班医生说我查完房就给她放药做引产。早上的时候我去看了病人，去的时候护士正在给她抽血准备送化验。我觉得一夜之间她人瘦了很多，圆脸好像变成长脸了，我心里想，失去孩子的痛苦对她打击太大了，而且恰恰在这个时候她的爱人还不在身边。

刚下夜班我还有点精神，虽然昨晚就睡了两个多小时。去早市给自己买了一套床单和被罩，原来的都已经出窟窿了，不换真的不行了。又杂七杂八的买了些琐碎用的东西，又买了点吃的，就回了宿舍。同宿舍的舍友是儿科医生，今天上白班，回到宿舍我吃点东西，不一会儿就倒在床上睡着了。

正在梦乡里，感觉到有人在敲门，确切的是在用力地敲门，我迷迷糊糊打开门，看到宿舍传达室的老师站在门口。"你这丫头，这么能睡，怎么在楼下喊你都听不见，快去科里，科里打电话叫你。"传达室老师对我说。

我赶紧答应着，一看表是晚上 6 点了，穿好衣服，赶紧去科里，想着一定是有急诊手术叫我。到了科里医生办公室，看到王主任也到了，还看见了内分泌科的齐主任也来了，还带着内分泌科的值班医生，我第一反应就是有重病人。

王主任看我来了，对我说："那个胎死宫内引产的病人血糖太高发生了酮症酸中毒，产房还有病人要处理，值班医生忙不过来了，你现在开始负责记录目前所有的治疗和用药情况。"

我赶紧把病历拿过来，又拿出草稿纸，开始进入工作状态。从大家对病情的讨论中我大致清楚了是怎么回事。早上白班医生接班查房后给病人上了引产药。病人宫缩很快起来了，下午送进产房，由于病人情绪不好，吃的东西很少，值班医生就给她输了葡萄糖。

晚上 6 点钟自然分娩，但分娩后半小时病人开始出现烦躁和意识不清，夜班医生马上向二线医生汇报，查看病历时才看到今天早上抽血的化验单结果，病人的空腹血糖高达 16.7mmol/L，马上请内分泌科会诊。诊断结果是病人发生了糖尿病酮症酸中毒，然后开始抢救，目前病情平稳下来，正在滴注胰岛素降糖治疗。

我听到王主任问齐主任："两周前病人怀孕 34 周门诊复查过空腹血糖也是正常的，为什么会发生这种情况啊？"

齐主任说："病人一周前有一次严重的上呼吸道感染史，急性感染对病人来说就是一个应激状态，病人发生应激情况性体内胰岛素相对不足，而胰岛素反调节激素增加和肝糖释放导致严重高血糖。其实胎死宫内就是和孕妇高血糖有直接的关系，而胎儿的死亡又给孕妇造成了一个严重的精神打击，加上病人不进食水，又促进了病情的发展。"

齐主任又说："刚才回报化验结果，病人血糖已经高达 26.0mmol/L，尿酮强阳性。目前治疗就是补充盐水，盐水中加胰岛素持续静脉滴注降血糖，等血糖降到 13.9mmol/L 时把盐水换为 5% 葡萄糖氯化钠液中，增加热卡有利于酮体纠正。"齐主任最后遗憾地说："要是之前有糖尿病史，反倒引起警惕，就不会出现这么严重的高血糖了，倒是没有糖尿病史的病人反而容易被忽视。”

我脑袋里昨天抓不住的东西一下子涌现出来了，在产科门诊时崔医生告诉过我，伴随着人们生活水平的提高，妊娠期糖尿病的发病率会越来越高，妊娠36周以后要小心糖尿病孕妇胎死宫内的发生。那怀孕36周的孕妇发生了胎死宫内我怎么就没想起来孕妇是不是血糖高呢？我一下子觉得非常自责。

我和内分泌科的医生跟在王主任和齐主任的后面去看病人，又是熟悉的抢救室，专门看护她的护士和另一个护士正在帮她换身下的垫子。护士和我们说病人生命体征目前都是平稳的，阴道出血不多，尿量也正常，刚刚又抽血复查血糖和电解质的情况。我看到病人的脸好像更瘦了，静静地躺在那里，一动不动，只能看到胸部的呼吸一起一伏，还有身边各种监测仪器的数字一闪一闪的。

王主任对护士说那就先让病人好好休息吧，注意胰岛素滴注的速度，又对我说好好观察病人血糖的下降情况，及时做好记录，有什么问题及时和内分泌科的医生联系。回到医生办公室，齐主任又把病人治疗的一些意见和注意事项讲给我们，我把齐主任说的话都记在了本子上。这时候产房里值班的医生打电话说里面的孕妇需要剖宫产，让王主任等病人接走后去手术室手术。

一想到自己没有想到胎死宫内是高血糖的原因，我内心的愧疚就越来越强烈，我立刻主动地对王主任说：“我来看着病人吧，有什么变化随时和内分泌科联系。”那边齐主任也对王主任说：“病人的情况已经稳定了，今晚把血糖稳定到11.0mmol/L左右就可以，有什么问题随时和我们联系。”

等王主任去手术后，我把刚才的病程记录写完，又去看了病人，看了血糖回报的结果，血糖值已经在按照齐主任嘱咐的下降速度在下降，电解质和血浆渗透压也都在控制的范围内。

这时，看见昨晚见到的那个病人的同事领着一个穿着军装的，身材魁梧的男人走进病房，我赶紧迎过去，果然病人的同事说这个军人就是病人的爱人。我和他们一起走进抢救室，在门外我和他们说了病人现在血糖还没有完全降下来，需要安静休息，让他们尽量小点声。

军人轻轻走到病人的身边，握住她的手，轻轻地呼唤着病人的名字，然后把头低下来，在病人的床边就这个姿势呆了好一会儿，我们也都在床旁站着不吭声。等他站起来我们来到了医生办公室，我想无论家属说什么我都好好地听着，别说责怪，就是骂我我也好好听着，毕竟一个马上就足月的孩子不在了，大人又遭了这么大的罪，我能理解家属的心情。

让我感到意外的是，军人家属尽力压抑着内心的难过，尽力平静地对我说："她爸爸妈妈在她上高中时因为车祸都不在了，她就是要强，一个人把她弟弟拉扯大。上周打电话时她感冒了，很严重，我叫她好好休息，她说她没事，还惦记加班，说多攒点假生了宝宝后多休息些日子。"

他又接着说："我一直想把我妈从老家接过来照顾她，可她说没事，等到快生的时候把我妈接过来就行。我和部队都请好了假，准备下周她怀孕 37 周时就回来陪她，可是没想到……"他说不下去了，两只手抱着头压抑的抽泣起来，我不知道说什么安慰他好，就自己不自觉地也开始哽咽，我站起来向门外走去掩饰着自己的情绪。

我看到抢救室的门口有一个背着双肩包的学生模样的人，呆呆站在那里，我走过去问他是病人的弟弟吗，他说是，他在外地上大学，听到姐姐的消息刚刚赶回来，我把他带到医生办公室，关上门，我靠在走廊的墙壁上，让自己平静下来，理智地告诉自己现在的职责是照顾好病人。

王主任和值班医生的手术下来了，等值班医生忙完手术的事，就叫我回去休息。我说我再待会儿，一旦病人有事怕大家忙不过来。晚上看王主任办公室的灯也一直亮着，她也没走。晚上 10 点的时候，病人血糖稳定到了

11.0mmol/L，我和值班医生都松了口气，和内分泌科医生又沟通了一下接下来的治疗方案，这时护士说病人醒了。

我和值班医生走进去的时候，看见病人正和他的爱人说："对不起，我把我们的孩子弄丢了，其实几天前宝宝胎动就不好，我总惦记着加班攒假给忽视了，就没想着去产科门诊看看，等宝宝一天都没胎动了我才去看，可已经晚了，呜呜呜……"家属弯下腰把自己的头贴在病人的额头上，说："没事，别说了，是我不好，没在身边照顾好你们。"

值班医生赶紧对病人和家属说："病人现在需要安静休息，不能情绪激动，我们这有专门的护士和医生护理，你们先出去吧。"我看见病人的爱人关心地看着病人，说："好好休息，我和弟弟就在外面。"

那天，我半夜1点才回宿舍，走之前又看了病人的最新回报的化验单，血糖和其他检测指标没有波动，我长长地的呼出了一口气。当我走出病房时，看到病房门口的窗前，病人的爱人站在那里看着窗外，军人站立的身姿就像青松一样挺拔，一动不动，我想他应该站了很久。我没有打扰他，轻轻地从他身边走过。

周日上午，洗完衣服，把衣服晾好。我又去医院对面公园跑步，这是我目前工作之外唯一的爱好，工作、学习、锻炼身体是我生活的三部曲，保证我能正常的运行我的住院医生工作。

下午科里一直没打电话叫我，我禁不住又去了科里，透过门上的窗子我看到病人情况好多了，脸也有点圆了，她的弟弟正在给她喂饭，姐弟两个在说着什么，还看见她笑了。我的心里轻松不少。

我准备去医办室，刚到门口，就听见里面传出了王主任的声音："是我们的责任，是我们没有及时发现她的血糖升高，让病人遭受了这么大的痛苦，我代表科里向您道歉。"然后我听到了军人家属说："事情的发生也不是你们希望看到的，谁都会有想不到的地方，医生也不是万能的，就像我们军队作战也有失误的时候。我难过的是在妻子怀孕的时候不能陪伴她，没能照顾好她，感谢科里医生护士这几天给她的照顾，大家也累坏了。”

听到这里，我的心里说不上是什么滋味，我一向对军人的印象很好，我觉得军人经过艰苦训练，非常勤劳和自律，也格外地珍惜生活，里面的军人一番话，使我更加感到军人的豁达和担当。

病人的情况越来越好，周一上午查房的时候看到她已经恢复了精神，只是在她的眼睛里我还是看到了忧伤。周一下午我参加了针对这个病人的病例讨论，这种全科的病例大讨论我还是第一次参加，在产房轮转时参加了几次都是针对病人下一步治疗的讨论，和这次不一样。

讨论会上那种气氛和压力，那种对每一步医疗处理的细节的讨论，那种高度的责任感，几乎让我紧张得喘不过气来。下午4点，所有的医生、护士和助产士都集中到了会议室。从病人入院的第一时刻接诊的护士开始报告病人的情况，每一个细节都不放过，然后是医生接诊和查体，开具的化验单，每一步的诊断思路，都要详细地说出来。

王医生也讲了我们接班后病人的情况，也讲了病人说自己难受后我们给予的处理，一个人接着一个人的叙述着病人的就诊过程，直说到目前病人的情况。这之后才是真正讨论的开始，每一处存在的问题都被赤裸裸地提出，每一处存在的问题都被讨论，提问声，回答声，讨论声，针对治疗进行每一步细节的探讨，这里不用去考虑伤了谁的面子和谁的自尊心。

发问者的问题都是非常直接的：“接诊时对胎死宫内的原因都想到了什么？”“化验单回到病房，什么原因没有及时送到医生办公室？”“周六白班，中午化验单回来后什么原因没有想到去看一看？”“在产房时病人的异常你们都发现了什么？”……无论是什么原因，是因为当班时工作太忙而疏忽了，还是习惯性地诊断思路没有想到，所有的理由都是苍白无力的，结果就是因为我们的原因没有及时发现病人的高血糖，导致了病人的糖尿病酮症酸中毒，我们要做的就是不能让同样的事情再次发生。

王主任最后做了总结，存在的问题是有的医生对妊娠糖尿病没有引起足够的重视，对疾病的了解不够全面和深入，解决方案是请内分泌科医生来给大家好好进行一次系统的讲课，并且要求每个医生要好好进行自学。还有医生护士要及时查看报告单的结果，特别是在周末和节假日，要互相提醒，还有产房助产士在病人进入产房后也要详细查看病人各项检查和报告，发现问题及时向医生汇报。

在之后的内分泌医生讲课和自己的学习中，我认识到妊娠糖尿病的诸多危害，很多孕妇是怀孕前没有糖尿病，但怀孕后才出现血糖升高，大多数孕妇在产后糖代谢能恢复正常，但将来得 2 型糖尿病的机会也会增加。妊娠糖尿病可以使胚胎发育异常甚至死亡，羊水过多和巨大儿的发病率也增高，造成难产的机会也增加。妊娠期间身体的代谢变化非常复杂，血糖过高和合并感染时容易发生糖尿病酮症酸中毒。

即使在怀孕 24 周时糖耐量试验正常，对于有糖尿病家族史、妊娠前超重或肥胖、有糖尿病史和这次怀孕胎儿大于正常等情况，必要时在妊娠晚期要复查糖耐量试验。75 克糖耐量试验空腹和餐后 1、2 小时血糖值分别为 5.1mmol/L、10.0mmol/L、8.5mmol/L，任何血糖值达到或超过上面的值就诊断为妊娠期糖尿病。这三个值已经深深地印在了我的脑子里。

后来追访病人的糖尿病高危因素时，她告诉我们她的妈妈有糖尿病。这又给我提了个醒，问病人病史时一定要仔细再仔细，任何一条信息对医疗可能都是有重要价值的。

在产科病房经历的这次全科病例讨论对我意义重大，使我认识到面对医疗事故，作为院方和医务人员，不是要想尽办法去掩盖，而是要坦然面对和承认，然后分析原因，找出问题的症结，让这样的问题不再出现。进一步讲，医院要鼓励病人和医务人员去发现医院里的各种问题，然后不断地去改善，这样医院才能越来越让病人感到安全和放心。

我记得门诊有一个护士长，她说："别怕检查，多查查就能多发现咱们的问题，咱们改了不就是问题越来越少了吗？"看似一句简单的话却是包含了很多积极主动的态度在里面。

糖尿病酮症酸中毒的病人出院那天，我们上班的医生和护士都去送她，科里给她买了不少营养品，她和爱人坚决不要，最后还是老何医生说你们不收是不是不愿意原谅我们，说的病人家属不得不收下东西。病人出院那周的周日上午，我先和单身宿舍的几个医生一起去爬了一座难度不大的山，然后又整整跑了 10 公里，这些天关于如何面对在医疗工作中的错误的问题一直萦绕在我的脑中，让我莫名的紧张和压抑。

任何一家著名的医院或一个医术高明的医生都会有漏诊和误诊的时候，只是概率会小一些。以后漫长的行医道路上，我在医疗上一样会有错误，但是我必须坦然面对，承认错误，像科里讨论病例一样解剖自己的问题，做一个发生错误概率不断降低的医生。

边跑边想，最后终于想通了自己应该怎么去做。这时全身的衣服都湿透了，在极度的疲劳下我彻底放松下来。

3 个月的产科病房的轮转学习结束了，3 个月中看到最多的是新生命诞生给家庭带来的喜悦和快乐，也吃了很多块家属剥好了糖纸递给我表达谢意的糖。当然，孕期不顺利、中途失去孩子的父母的那种黯然神伤的表情，也深深地留在了我的记忆里。还有，当奋力抢救怀孕中出现凶险并发症的孕妇，将她们从血泊和死亡线上拉回来的时候，医生的责任感和自豪感在我心底油然而生。伴随着这些，我从一个医学生一步步晋级到一个妇产科的住院医师。

这 3 个月里，从老范放手开始让我做第一台剖宫产后，我已经可以在二线医师做助手的监督下，为术者独立完成剖宫产的手术。产房里的内诊处理，上产钳也都能独立完成。用老何医生的话说，在没大事发生的时候，我可以当个“正经人”用了。

从下一节开始，我们将进入妇产科故事篇，首先我带大家一起进入惊心动魄的妇产科夜班，还原妇产科夜班紧张又起伏跌宕的工作场景，相信你会一口气读完的。

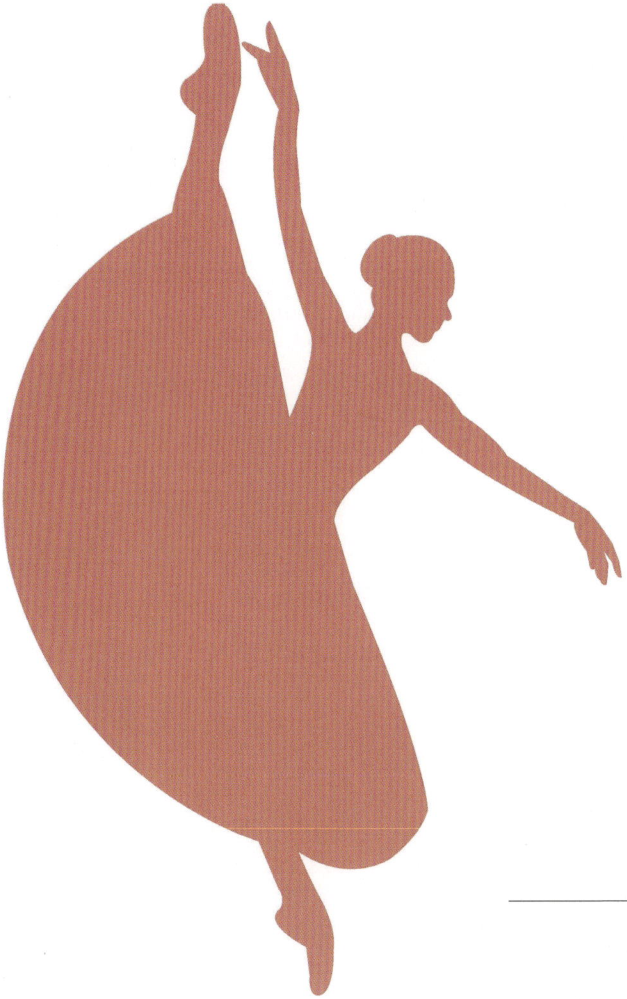

CHAPTER 3

妇产科故事篇

在妇产科紧张的工作中，一个夜班里会发生哪些惊心动魄的故事呢？在一个学历不高但实干操作出色的产科医生——老何医生身上，我们会看到什么呢？怀孕后发现是多胞胎，是喜还是忧呢？小北一定要自己生，最后成功了吗？这一章讲述了这些发生在妇产科里的故事。

3.1

惊心动魄的妇产科夜班的故事

在做医生的20多年里，值夜班时遇到过各种各样的紧急情况，但最令我难以忘记的还是刚刚独立值班不久的那个晚上，每每想起，一切历历在目。

那是1997年深秋的一个夜晚，也是我独立值班后的第三个夜晚，我认真地巡视了一遍整个病房的病人，妇科病房的病人情况都很稳定，产科病房的一个待产孕妇逐渐有规律的宫缩，估计很快就要进入产房待产。坐在医生办公室，我把记着如何处理妇产科急诊的小本子拿出来看，这可是我的宝贝。这一年的工作中，我边看着老医生如何处理病人，边把处理方法和经验记下来，这可都是实战经验。

上班的这一年我深有体会，妇产科的工作特点就是急和快，病人病情变化急，医生处理要快，在处理病人的时候去想书本上的理论知识根本就不现实。

今天晚上和我配班的同事有5个，产房的邓老师和常老师，产科护士刘芳和李丽，妇科护士张君。产房的两个老师是科里老人了，很有经验，3个护士和我是同一年进科的，刚刚卫校毕业一年多，还都是小姑娘。

其实我可能真的不太合适待在妇产科，我书呆子气太重，脾气又太好，科里的老医生经常对我说："小秋啊，你要厉害点，不然镇不住产科这些家属，产科的病人啊，没病，是来生孩子的，一个个精神着呢。"

惊心动魄的事说来就来，产房的电话打过来叫我赶紧过去，说孕妇的胎心不好。换上拖鞋，戴上帽子口罩，我快速冲进产房。常老师把胎心监护单递给我，说：“宫缩后出现减速，吸氧后没有缓解。”

常老师和邓老师很有经验，已经先给病人吸上了氧气。我来到病人身边，安抚了病人几句，然后给病人查了一下，宫口还是只扩张到 3cm，和两小时前进产房没有太大变化，我又观察了几个宫缩周期，减速情况没有变化。

立刻给二线医师打电话请示，二线医师指示立刻人工破膜，看羊水情况，如果羊水清亮，点催产素同时密切监护胎心变化，羊水如果有污染，立刻和家属交代手术结束分娩。人工破膜后羊水哗地流出来，都是黄绿色的。胎儿宫内窘迫，要尽快让孩子出来，这是我的第一反应。立刻下医嘱让产房术前准备，给二线医师汇报情况，请她赶紧过来，抓起手术签字单把病人信息填好，冲出去找病人家属签字，我马不停蹄地高速转动起来。虽然这是我第一次处理急诊剖宫产，但这之前脑海里已经模拟了很多次处理这种情况的步骤，真是一点时间也没有浪费。

病人家属又高又壮，我和他交代手术风险时，他一直站着，我也只能陪他站着，一直在仰视他。等我把产妇的情况和手术的风险都交代完了，一直默不作声的他终于发作了，他对我怒吼着：“我们是来生孩子的，为什么要剖，如果要剖为什么还让我们生，这字我不签！”接下来又是一连串愤愤地抱怨医生、抱怨医院的话。

想想产房里正在忙碌的常老师和邓老师，想想还是小姑娘的两个护士，此刻没有人能帮我，而且让病人家属签字也是我身为医生的职责，再想到产房里的产妇耽误不得，我一下子生出一股子力量。

我挺直腰板，左手一把扯下脸上的口罩，右手啪地拍在办公桌的玻璃板上，发出很大的响声。病人家属被我的行为吓得一下子不说话了，呆呆地看着我。

“你的爱人、孩子现在就在产房里，胎心不好，现在其余的事都放在一边，最重要的就是赶紧手术把孩子取出来，想想正在产房里焦急等你签字的爱人，想想现在有危险的孩子，我请你签字！”直视着病人家属的眼睛，我把话说出来。

也许是我的坚定，也许是什么别的原因，在我说完话静静地看着他快一分钟的时候，他终于签字了，签完字，甩下了一句：“如果我老婆孩子有什么事和你们没完。”离开了医办室。我摸了摸自己的右手掌，已经红了也肿了。

二线医师来了，手术很顺利，大人孩子平安，常老师给小宝贝称的重，按的小脚印，七斤二两的大胖小子。

忙完后，我回到医生办公室正在写病人术后医嘱时，刘芳叫我：“秋医生，来急诊了。”我看了一下表，夜间 11 点，写下医嘱时间，我赶紧向接诊室走去。在接诊室门口，我看见了一个带着金丝眼镜、盘头、穿着套服裙的中年妇女。她见我走过来，很不高兴地对我说：“你就是值班医生吧，你说说你们医院的外科，肚子疼都看不了，还让我们来妇产科，我女儿才 18 岁，妇科能有什么事，快点给我们看，孩子上高三时间紧着呢。”

推开诊室的门，我看见了一个穿着学生校服的女孩，高挑的个子，白净的脸。不对，我敏锐地发现她的嘴唇非常苍白。“刘芳，叫检验科急查血常规，把血型也查了。”我叫刘芳赶紧去联系。

我问女孩：“你末次月经是哪一天？”女孩看着我眼神有些躲闪，又看了一眼她妈妈，小声地说：“我记不清了。”我回头对女孩的妈妈说：“我可以单独和病人问一下病史吗。”妈妈不情愿地同意了。

我给女孩测了一个血压，高压 90mmHg，低压 60mmHg，我看了一下女孩的结膜也是没有血色。让女孩躺下，下腹部叩诊有浊音，女孩右下腹疼的地方压痛也特别明显。我忽然想起上个星期超声科打电话，让我去接的那个晕倒在超声科的宫外孕病人。

我严肃地对女孩说："现在就我们两个人，你一定要和我说实话，你的末次月经是哪一天？你有没有过性生活？"女孩低下头，还是不开口。"你知道吗，如果真要有宫外孕（图 3-1）这些急腹症，出血非常多，如果治疗耽误了还会有生命危险。"我继续说。

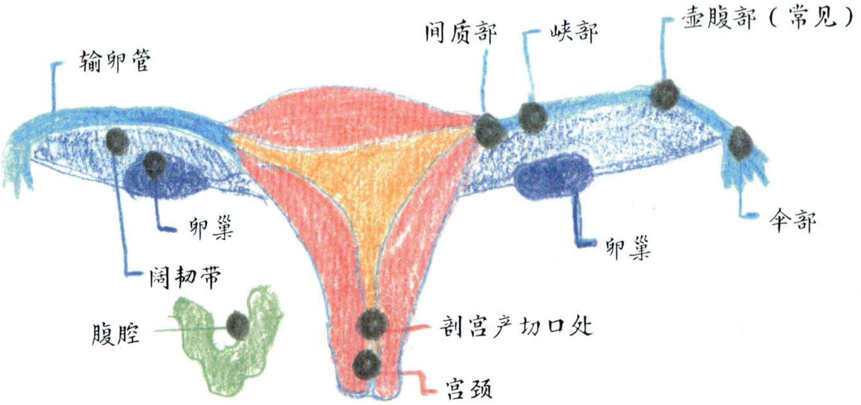

图 3-1　宫外孕发生示意图

女孩抬起头，"你不告诉我妈妈好吗，我是怀孕了，自己已经用试纸条试过了，月经已经过了二十多天了，我不敢和妈妈说，我爸在我 3 岁的时候就和妈妈离婚了，妈妈一直对我特别好，我不想伤妈妈的心，呜呜呜……"女孩开始哭起来了。

二线医师还在科里没走，我赶紧和她汇报，这时血色素结果出来了，指标是 68g/L，正常女性应该是 110g/L 以上，保守估计已经失血 1000mL 了，如果叫超声医生来检查至少要等半小时才能到，病情不能等。

二线医师决定马上腹穿，当注射器里抽出不凝血的时候，我知道手术是势在必行了，尿检的结果也提示妊娠，宫外孕破裂诊断明确。交代护士做术前准备，我和女孩的妈妈交代病情，签手术同意单。

和我想象的有些不同，她并没有开口责骂女儿。她先是面部表情惊愕，然后一下子蹲在地上，两只手抱住头，也不顾裙子都拖在地上。“都是我不好，我想让她过好日子，我不想让别人瞧不起我们娘俩，我就拼命地工作挣钱，陪她的时间很少，是我不关心她才出的事啊。”

压抑的哭声中我深深地感受到一个母亲此时的痛苦，她猛然抬起头，边抹脸上的泪水边说：“医生，一定要救救我女儿，我不能没有她，我这就签字，快手术，快手术！”

术中女孩腹腔内共出血 2000mL，右侧输卵管妊娠破裂（图 3-2）。我们尽量把血液给她自体回输了，我和二线医师商量决定给她用了皮内可吸收线皮内缝合，尽量让她将来的疤痕不明显，尽管再不明显，这个 18 岁女孩的肚子上也永远地留下了这次手术的伤疤。

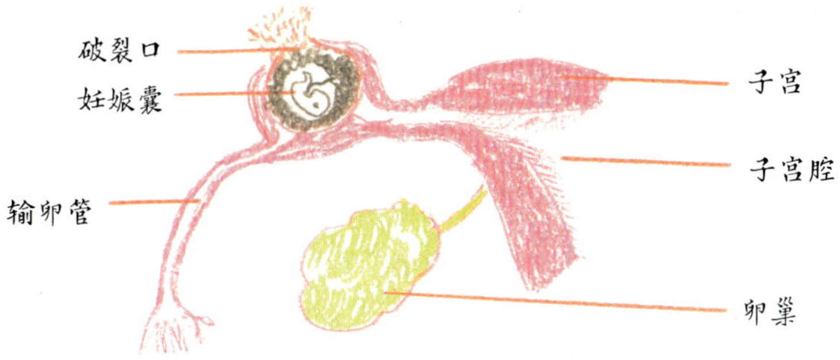

图 3–2　输卵管妊娠破裂

下了手术我到妇科病房开医嘱，刘君直打趣我：“看看，这病人就是欺负新人，你一值班病人就多。”我已经开始感觉到累了，开完医嘱，我在医嘱后面标注时间的时候是凌晨一点半。我开始理解为什么妇产科的前辈们总说能搞妇产科的都是女汉子，体力要好，抗打击能力要强，抢救病人出手要快。心里想着终于可以休息一会儿了。

可还没迈出妇科病房，刘君就拿着电话听筒对我说：“秋医生，产科有请。”还没到护士站，就听到乱哄哄的声音，走进才发现，护士站前面七八个人，看穿着不像是企业职工，而且说话声音很大：“医生呢，快给我们找医生！”还有一个人用手里的包敲打着护士站的台面威胁着护士。

刘芳看我走过来，说：“这不，医生来了，医生也是刚下手术。”她走过来低声对我说：“产后的病人，像是产褥感染，家属很多，脾气也不好。”

推开接诊室的门，看见一个蓬头垢面的女人埋在一堆厚厚的大棉被里，给她检查时，掀开棉被，一股臭味扑鼻而来，我边检查边问病人的情况。原来病人是生完孩子 20 天，自己在家生的，出血一直不干净，这一周开始发烧，下午去乡里卫生所看了，那里的医生说处理不了，然后就来这了。

我接着问她生孩子时的情况，她说孩子挺好的，我问她胎盘都出来了吗，她说她也不清楚，让我问她妈。我在家属中把产妇的妈妈找了出来，她也说不清楚，就说那天正好接生婆也不在村里，就她和产妇的嫂子帮着接生的，当时出血很多，孩子出来了胎盘总不出来，她们就伸手进去给拽出来的，胎盘全不全不知道。

我问她，取胎盘的时候手消毒了吗，戴手套了吗？她说当时着急，没想那么多，忘了洗手。我又问产妇每天清洗吗，她说洗啥洗，我们那里一个月产妇不能洗澡不能刷牙不能下炕。

产妇是严重的产褥感染，给产妇紧急查血液化验了解感染的情况，还要做血培养看有没有菌血症。和二线医师汇报情况的时候，她也很无奈，都20世纪90年代了，居然还有这么愚昧落后的思想。二线指示先抗感染，严密观察体温变化情况，考虑宫腔里还有残留的胎盘，等感染控制了做清宫手术。

正在这时，刘芳慌里慌张地跑过来，说："不好了，那个产妇开始出血多了。"二线医师站起来，说："咱们快去看看。"那些家属看我们过来，都围过来，问病人的情况，问我们为什么还不处理。产妇的状态非常不好，出血在增多，现在唯一的办法就是冒险清宫，清理宫腔里残留的胎盘让子宫收缩止血，但感染这么重手术风险也很大。二线医师亲自交代病情，听二线医师说要给产妇清宫，刚才还吵闹的家属一下子安静下来了。

一直低着头的一个男人走到二线医师面前，恳求地说："医生，救救俺媳妇吧，她给俺生了个儿子，今天我们从村里出来都走了三家医院了，乡里镇上都说我们生孩子不注意消毒，说她肚子里面发炎都烂了，说救不了了。"说完号啕大哭。

我赶紧上前对他说现在病房里病人都在休息，请他先控制一下情绪，一群人都不出声了。二线医师又把产妇的丈夫和爸爸妈妈叫到医生办公室，把手术的风险仔细地交代了，三个人此时抱着死马当成活马医的心态，点头同意。

二线医师又给科主任打了电话汇报了情况，主任说马上就过来。二线医师让我给病人配血，联系血库备血，请内科医生会诊支援，看着二线医师凝重的表情，我知道产妇的情况不容乐观，一下子也进入了战斗状态，什么疲劳都忘了。

这台清宫术整整历时3个多小时，手术中产妇多次状态不好，内科医生，麻醉科医生不断地加入抢救，产妇的子宫又软又糟，因为已经生后20多天了，剩余的胎盘已经紧紧地粘在子宫上，清除的难度极其大，主任亲自上台。二线医师让我给超声科医生也打了电话，让他从家赶来帮助着术中监测。

天已经开始亮了，光线从窗帘外面照了进来。我一直忙着联系药房、检验科、血库，不停地汇报着各项化验结果。看着台上指挥自若和娴熟手术的主任和二线医师，我真的觉得自己和她们的差距太大了。难怪说医生越老越值钱，临床经验太重要了。

等病人下台，在二线医师的指导下开完医嘱，在写时间的时候看墙上的表已经是凌晨6点了。从昨晚5点接班到现在，11个小时，没喝一口水，没上一次厕所，仿佛在工作面前一切生理的需要都消失了。又去看了看昨晚剖宫产和宫外孕手术的病人情况，回头又去看了清宫病人的情况，都还好，躺到值班室的床上我就睡着了。

感觉眼睛才闭上没多会儿，上班的同事就已经来了，我挣扎着起来，感觉浑身轻飘飘的，同事们已经听说昨晚病房忙了一夜，最后一致认为是我太招病人，也夸赞我初生牛犊不怕虎，面对五大三粗的病人家属毫无畏惧。

没有精力回应她们的调侃，我只想睡觉。我强忍着上眼皮和下眼皮不粘在一块，交班，查自己管的床位，出医嘱，写病程，补昨晚的大病历。终于，在10点钟我完成了所有的工作，可以下班了。

隐约记得这过程中，昨晚剖宫产的男家属给医生办公室送来了喜糖，还和自己说对不起，昨天是太担心媳妇太紧张了。还记得宫外孕女孩的妈妈来找过自己，问可不可以把宫外孕写成阑尾炎，我和她解释说不可以，她黯然地离开了。

那个产褥感染产妇的家属也来了，对大家表示了感谢，说以后欢迎去他们村玩，秋天果树上苹果和梨特别好吃。这些对我都不重要了，病人平安就行。现在我只想睡觉。

现在回忆起来20年前的医患关系还是令人怀念的，医生能冒险让病人做决定，给病人个准话。病人可以直接表达对医生的不满和意见，但事后不记仇，知道错了回头就道歉。不像现在的医患关系，大家互相提防着，小心翼翼，生怕说错话。

什么也不想吃，躺在单身宿舍的床上昏沉沉地睡去。这一觉睡得很踏实，醒来时天已经黑了，同屋的舍友早就下班回来了。

多年以后回头分析，自己为什么对这个夜班记忆深刻是有原因的。那一晚让我面对了家属对医疗的不配合和恶劣情绪，病人对病史的隐瞒，高难度病情的挑战。让我知道，作为一个优秀的医生必须具备的四个条件：处事不惊的胆识，面对困难不放弃的勇气，超人的体力，精湛的专业能力。这些也成了我以后工作的目标。

惊心动魄的夜班过后，在下一节里我和实干家老何医生一起值白班，查房时一起脐带脱垂的紧急处理让我对她佩服得五体投地，也让我认识到真正解决病人问题的医生才是合格的医生，让我们一起看看这个白班里发生的故事吧。

3.2

和老何医生白班发生的故事

1998年春天的一个周六白班，我值妇产科病房一线，老何医生值二线，我心中暗喜。老何医生身材高大，将近50岁，微胖，圆圆的大脸盘上有两只极其有神的小眼睛，非常符合厉害的妇产科女医生形象。

老何医生虽然学历不高，但实战经验丰富，处理产科突发急症那是一个干净利索，和她值班大家都放心。我也这样想，心里还有一丝小念头希望值班时多点急症，好有机会跟老何医生学一学。

工作已经3年了，书呆子气改了不少，也知道了些人情世故，也会和老医生、护士们聊聊天沟通一下感情。而且我在全北京市的住院医师三基考试中得了满分一百分，为院争光，多多少少也为自己增加了一点人气。总之，我目前在科里形势一片大好，有了更多精力在业务知识学习上下功夫。

早上接班前换衣服时就听见昨晚值班的护士在议论，说好的事怎么就不行了，都怪昨晚的那场雨。然后就看见三个人一脸怒气地从一个病房里出来离开了。

取了病历抱到医生办公室，准备去查房的时候，护士冉娟走进来。她小声对我说，昨天晚上那个没结婚的姑娘生了，一个女孩，眼睛特别大，有两个酒窝，本来要她孩子的那个人家想马上抱走孩子，但昨晚雨下得大，怕孩子着凉，就想今天再来抱。但是，你猜怎么了，母女俩待了一晚上，就有感情了，今早那姑娘就变卦了，死活不把孩子送人了，要孩子的那家提出除了给她结住院费用外，另外还给她加钱，她都不干，说再苦也要自己把孩子带大，你没看到那场景呢，她把孩子死死地抱在怀里，生怕孩子被抢走。

以前也有这样生了孩子送人的事情发生，我曾经看到过一次，取孩子的几个人头也不回地把孩子抱走，那个年轻的母亲呆呆地靠在病房的门上，没有哭，脸上没有任何表情，就一个人靠在门边站了很久，连一个照顾她的家属也没有。

我叹叹气，什么也没说。老何医生换好衣服也来了医办室，我抱着病历，跟在老何医生的身后开始查房。老何医生高大的身材非常有气势，加上穿透力极强的目光，家属见到她都客客气气的，我跟在她后面都有“狐假虎威”的感觉。

今天妇科病房术后的病人情况都很稳定，产科病房也没有有宫缩的，产后病人常规没什么急事，还想和老何医生学习产程处理，如果能上个手术那就更好了。可现在，病房里一片祥和，我有点失望，继续查房。

走进二号病房，里面有一个孕 39 周胎膜早破的病人，昨晚夜班收的，今天如果宫缩不起来，就得点催产素了。边去推开病房的门，老何医生边问我，知道胎膜早破的病人要注意什么吗，我刚要回答孕妇必须平卧位，必要时脚高头低位，特别是先露部还浮着没入盆的孕妇……话还没说完，我和老何医生就看见那个孕妇正在地上溜达。老何医生大喊一声：“谁让你下地的？”孕妇吓了一跳，不高兴地看着老何医生，孕妇爱人赶紧对我们说：“她躺了一晚上都没动，浑身都酸疼，我们就下来走一会儿。”又对孕妇说：“快回床上去，医生来查房了。”

孕妇回到床上躺下，我给孕妇听胎心，还没等我开始数数，老何医生说：

“不对，胎心慢，快，拿消毒手套！”我立即放下听胎心的手提胎心多普勒仪，迅速跑到治疗室给老何医生拿来手套。进门时就听老何医生让家属把床摇成头低脚高，把病房其他男家属都轰了出去。

戴上手套，老何医生把手伸进产妇的阴道检查，我看到老何医生脸色一变，“快，通知产房铺台，打备用剖宫产手术包！快，再叫护士，把人连床给我推到产房！”我看到老何医生的手没有拿出来，还用力地向上使劲推着什么。

我一下明白了，产妇胎头浮着没入盆，胎膜又破了，她不听医生的话还下地走动，脐带就从胎膜破口随羊水流了出来，医学名词叫脐带脱垂（图 3-3）。我一下子知道目前的形势多么紧张，如果脐带血运阻断超过 7 ~ 8 分钟，胎儿就会因为缺氧而死亡。

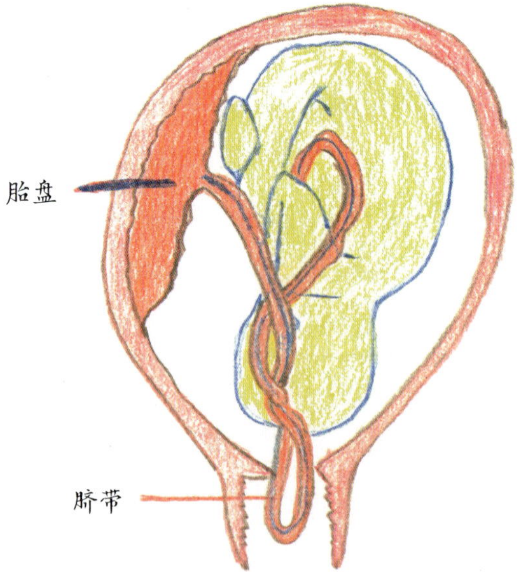

图 3–3　脐带脱垂示意图

先到护士站告诉护士马上去推床，然后拼命地跑到产房门口，对里面大喊："二号病房产妇脐带脱垂，马上手术，快铺台打包。"我听里面传来邓老师的声音："知道了，马上就好。"

我又赶紧往回跑，就看见产妇的床已经推过来了，老何医生正和家属说："别问那么多为什么，先救孩子，你知不知道你们这早上溜达一圈多可怕，脐带都溜达出来了！"产房的两扇门已经打开，老何医生手还是一直在阴道里面推着，尽量减少脐带受压。

进了产房，邓老师默契地用手把老何医生的手换出来，我立刻戴上手套，成了器械护士，另一个产房老师给我们负责拿药品和器械，老何医生就是老何医生，名不虚传，利索的戴上手套，快速消毒，给肚皮打了点局麻，然后手术刀一挥，皮肤，皮下脂肪层，分离腹直肌，腹膜，一气呵成，看得我眼花缭乱。

"快拉钩。"老何医生对我说。"来了。"我边给老何医生递器械，边做手术助手。孩子取出来了，老何医生给孩子吸完痰，拍了一下孩子的小脚丫，嘹亮的啼哭声回荡在产房里，一个健康的小公主诞生了，这过程好像真的不超过 7 分钟。

这时，产妇也不喊疼了，产房外走来走去的脚步声也停住了，婴儿的啼哭声此时是世界上最美的天籁之音。我也松了一口气，老何医生对我使了个眼色，然后我和她换了位置，老何医生给我练缝合的机会，我知道她的意思。取出胎盘，又把宫腔清理干净，我开始一层层的缝合，给产妇看过孩子的性别，用了点镇静止痛的药让她睡了，她也吓得够呛。

我对老何医生佩服得要命，直问你怎么一听胎心就知道问题。她看了我一眼，得意地对我说："你别不相信，我听 5 下胎心就知道胎心率有问题，这个病人当时胎心只有 60 次。"对比正常胎心每分钟 140 次左右的胎心，确实是太慢了。我更是惊讶的不行，问她怎么做到的，她指了指我的头："好好用脑，什么都能做到，我没你们读那么多书，但我有自己的办法。"

处理完了脐带脱垂的病人，已经上午 10 点了，大家紧绷的神经总算放松下来。护士站开始催今天的医嘱了，老何医生接着查产后的病人，让我把之前看完的病人的医嘱先出来。

一会儿，老何医生把产后病人的病历给我，说："23 床和 24 床办出院，给 27 床请肛肠科会诊。"我迅速地按老何医生的指示把医嘱处理好，把病历送到护士站。

终于松了一口气，坐在椅子上，刚想找水喝，老何医生扔给我一罐可乐，我受宠若惊，我平时是舍不得买饮料的，赶紧道谢接过来。边喝边和老何医生请教脐带脱垂的问题，也不时地表达我对她滔滔不绝的敬意，她也高兴地给我讲了很多。她说孕妇如果发现阴道里有较多液体流出来，就要高度考虑胎膜早破，不管在哪里第一件事就是孕妇先要平躺下来，然后可以把腿垫高成臀低位，搬运孕妇去医院时也要注意保持孕妇的体位。

休息都是短暂的，护士推门进来："你们快去 27 床，两口子打起来了。"我和老何医生走进 27 床的病房，看见两口子已经打在一起了，我赶紧上前分开他们俩，问他们打架的原因。

27 床病人一脸委屈，说她都快疼死了，痔疮弄得她不敢吃东西也不敢上厕所。27 床家属更气愤，说这哪像一个当妈的人啊，让孩子饿得哇哇叫，就是没奶，妈妈饿着肚子哪能有奶呀。两口子你看我我看你怒目而视，谁也不让步，老何医生对我说："赶紧给肛肠科打电话，叫人过来。"我有点不理解这个妈妈，就喝点汤难道就不行吗。

出了门，老何医生对我说："你是不是觉得那个女的太夸张了。"我说："是有点。""那你就错了，产后痔疮的疼痛不亚于剖宫产手术的刀口，怀孕和自然分娩的过程使静脉回流受阻，加重了痔疮，那是真的疼。甚至因为痔疮的疼都顾不上子宫收缩的疼，懂了？”

我点了点头，但直到肛肠科医生过来，我陪她在处置室里看到产妇脱出肛门外葡萄大小肉球样的痔核，当肛肠科医生检查时产妇发出刺耳的尖叫声，一直穿透检查室的门传出很远的时候，我知道老何医生又是对的，换了我也宁可饿着也绝不想如此痛苦的去大便。看到这个产后病人的情况，我决定以后出产科门诊一定要嘱咐孕妇注意饮食，粗细搭配，不吃辛辣的，孕前检查不仅要查乳腺和妇科，还要看看肛肠科，有问题提前治疗。

这时肛肠科医生给产妇上了些药，产妇感觉好多了，又给她交代了一些注意事项，我送走了会诊的医生。

一眨眼就中午了，和老何医生正准备去食堂吃饭，妇科病房来电话让我过去，老何医生说给你带一份回来，我说不用了，应该没啥事，一会儿找你去。

到了妇科护士站，护士赵莉对我说：“37 床，不舒服，在哭。”这些信息量足够了。37 床是一个特殊的病人，32 岁，卵巢癌术后一年，化疗后仍然没有控制住高恶性肿瘤细胞的蔓延，被肿瘤医院出院了，言外之意剩下的时间就是等日子了。

病人的爸爸在企业里也是个领导，就和院长打招呼，把病人安置在我们的妇科病房，主任看最近病人不多，就给她安排了一个单间。我推门进去的时候，她正蜷身抱成一团在哭，瘦小而又单薄。见我进来，她停止了哭泣，把头转向我。虽然我实习时见过很多癌症晚期的病人，但她整个皮下没有一点肉，就是一皮包骨的状态也叫我非常震惊。我尽量收起自己惊讶的表情，轻声问她：“哪儿不舒服？”

她一把抓住我的手，让我坐到她床前的椅子上，生怕我走了似的，死死地用手按住我。

“你知道吗，我都没几天活头了，可他这点耐心都没有，装也装不了这几天吗？我感觉他肯定有其他女人了，你说我是不是该杀了他。想当年，追我的人多的是，比他条件好的人多的是，我为什么就选了他，帮他提干，帮他升职，连他弟弟的工作也是我爸爸给安排的。可他，自从我生了病，刚开始那一年还装一装，一看我这病没治了，马上就变了，连我妈生病都不帮着送医院……”

她不停地说，脸上表情一会儿绝望，一会儿又充满了怨恨，我只能听着，不知道怎么安慰她。听得出来她说的是她的丈夫，听科里人说她丈夫从她住院到现在一个星期了只来过一次。

眼看着她越说越激动，也累得直喘粗气，我赶紧说：“你快休息会，看你都累了。”想扶她躺下去。她忽然从枕头底下拿出一个电话号码本，打开第一页，指着上面的一个电话号码，急切地说：“帮我给他打电话，让他过来，我要亲口问他。”

正在这时，门开了，一个年长的女人进来了，很客气地对我说：“医生你去忙吧，我来和她说。”然后温柔地对病人说：“来，妈妈帮你打电话，你先歇会好不好，不然一会儿没力气说话。”哄着病人躺下了。我开门出去的时候，看见那个年长的女人眼圈红红的，眼泪马上就要掉下来了。

在护士台赵莉对我说：“这个病人也挺可怜的，她丈夫在她得病前对她真是百依百顺，好得不得了，现在来看一次都难，听说现在也当领导了，不用靠病人的爸爸了。”我只能叹一口气，什么也说不出来。电话响了，产科打来的说来病人了。

我回到产科病房，原来是一个产妇见红了来住院。测血压，问病史，听胎心，检查宫颈情况，下医嘱，写病历，我认真地一项一项地完成，看似简单，实际上每一项都很重要。血压高不高，有没有妊娠高血压综合征，胎心是不是正常，宫颈管消没消，宫口开没开，决定是去病房还是产房待产，知道产程进展到哪一步了。

说我招病人是有道理的，接着又收了 5 个有动静的孕妇，一遍遍重复这些步骤。我爸爸很早就告诉我，工作就是机械性地反复操作，但每一次都必须认真。等我再次坐到医办室的椅子上时，已经下午 3 点半了，才想起来午饭还没吃。正想着找块糖吃，增加点力气，就听见走廊里传来急促的平车声，这种声音我熟悉，急诊科的车特有的声音，我蹭地就窜了出去，果然，急诊护士跟着送来的，估计病情很重。

“自己说怀孕 8 个半月，具体怀孕周数不详，2 个小时前开始阴道大量出血。”急诊科护士迅速地交代病人情况。我和产科护士赶紧把床推到检查室，拉开盖着的单子，病人的双腿间全是血，底下垫的棉被都湿漉漉的。

老何医生也到了，病人家属说今天病人弯腰喂猪，不小心摔了一下，就开始出血，刚开始是一点，以为动了胎气，没想到一会儿越出越多，在家就出了一盆，病人家属用手比画着盆的大小，眼睛里都是害怕。

我问做过产科检查和超声吗，病人家属摇摇头。我测了一下血压，高压 80mmHg，低压 50mmHg，摸了摸子宫大小，觉得胎儿应该是足月了，又听了胎心，胎心目前还正常。观察产妇的出血还在继续，估计出血量已经非常大了。我马上请示老何医生。“急查血型，配血，考虑是前置胎盘出血。”老何医生指示我。我立即和家属交代病情，让护士做术前准备，和手术室打电话说病人已经进入休克早期状态，让手术室迅速来接病人。

老何医生看着我的处理点点头，让我和儿科再联系一下，孕周不确定，出血后的子宫可能比真实的要大，早产不排除，术中请儿科看孩子情况，老何医生去找家属签字，让我同时联系血库，申请配血。护士已经把导尿包和备皮包拿来了，都很默契，大家立刻投入到这场抢救之中。

我再一次理解为什么说和老何医生值班踏实，面对急症，她果断细心，考虑问题全面，而且非常冷静，不慌乱。术中也证实了这一点，取出孩子后，面对满视野的鲜血，我都不知如何下手，老何医生边利落地取胎盘边告诉我，赶紧把胎盘取出来，让子宫收缩不出血了是关键。

“是一个完全型的前置胎盘，注意宫颈口附近胎盘剥离后往往会出血。”老何医生边用手指灵巧地处理着宫颈口那胎盘附着处的出血，边教我止血的方法；边缝合边按摩促进子宫收缩，边和手术室护士下医嘱用药。我觉得她比我们实习时的外科大主任都帅。

最后统计我们清理积血共1500ml，估计产妇来医院前出血怎么也有2000ml，术中输血1800ml，总算是母子平安，孩子重五斤五两，状态挺好，不用进保温箱，妈妈也保住了子宫，对这个不富裕的家庭应该是好消息。

回到病房，老何医生指导我开术后医嘱，这时夜班医生文怡走进来，满脸笑容地打趣说：“你看看这病人就喜欢你们俩，也不等我上班再来。”我抬头看了一下表，已经是7点了，手术中因为处理出血，整整在台上站了3个小时都没感觉，当时就是想止血，给病人保住子宫。

和我开完医嘱，看完病人，又和夜班医生文怡交代了一番，老何医生就先回家了。目送着老何医生离去的背影，我再次感慨老何医生真是一个非常棒的妇产科医生，在她手里不知道挽救了多少条生命，但我知道因为学历低，她可能永远没有机会晋升高级职称，只能做一个主治医师了。

多年以后，我已经在北京市里著名的三甲医院工作好多年了，历尽磨难终于评上了高级职称。听原单位的人说老何医生退休时依然是主治医师。看到科室里按每年按发表文章数目定奖金的级别，我真的很迷茫，如果一个只会写SCI文章不擅长临床的博士，面对出血2000ml的孕妇时，能像老何医生一样给救回来吗，能让母子平安吗？

回医生办公室的路上我不由自主地去看了看那个得痔疮的27床，用药后她的疼痛显然已经缓解了，正在给孩子喂奶，爱人在旁边看着母子俩，一家三口非常温馨。

我欣慰地深吸了一口气，我得去写前置胎盘病人的病历和手术记录，当然还要记我重要的小本，把今天学到的本事都记下来。5点该下班的，但是推迟到9点下班了，还有，晚饭也错过了。

如果你的朋友或恋人是医生，和你约好的时间没到，千万别责怪她们，因为即使是下班前15分钟有病人也必须处理，而且一处理起来不知道什么时候结束；如果情况特别紧急，就真的顾不上打电话告诉你一声了；如果上了手术，她也接不到你的电话。如果你相信她，就安安静静地找个咖啡店找本书等她。

周一上班时，听说那个卵巢癌的32岁的病人去世了，死在了周六晚上，文怡的班上，直到病人咽气的前一刻，那个丈夫也没来。

和老何医生一起工作的白班发生的故事是不是给你留下了深刻的印象，下一节里我们一起去看看和妇科手术高手老范在一起工作时发生的故事。

3.3

老范是妇科手术高手

手术也是讲究天赋的，如果问我在妇产科里，谁的手术做得好，我脑袋里第一个反应的就是老范。她大我 8 岁，白净的皮肤，一对大眼睛，属于冷美人型。老范是二线医生，和她上手术就是一种享受。

论手术速度，科里老何医生最快，好事的手术室护士拿着秒表记过，一台剖宫产手术从拿起手术刀开始计时，到缝皮结束老何医生仅用 22 分钟。但看老范手术整个过程不仅仅是干净利索，还有一种油然而生的美感，不管是哪个行业做到极致时都会产生艺术的魅力。

特别神奇的是老范做手术横切口取的位置，每次都是那么合适，而且两边都有一个向上的小小的弧度，病人恢复后手术瘢痕正好在肚皮的横褶那，根本就看不出来。科里很多医生都下工夫去琢磨，但就是达不到老范那样的效果。

我的第一台剖宫产手术就是老范放的手，当她和我说这台手术我主刀时，我脑袋当时有一刹那的反应不过来，不敢相信，我和老范说："范老师，我行吗，我再看几台吧。"现在回忆起来老范就是艺高人胆大才敢放手，她当时很认真地看着我："没有第一次，你永远就没有开始，来吧，我在旁边做助手。"

当我第一次站在主刀的位置上，脑海里不停地想着之前模拟的每一步动作。“想什么呢，一步步做就是了，将来你都会嫌累不想做。”老范平静地对我说。是啊，医生就是我的职业呀。那就开始吧，手术刀划开皮肤，溅起小小的血花，我的手术生涯就这样开始了。

整台手术都很顺利，美中不足的是刀口末端我划歪了，缝合时有一针斜了，好在病人没有计较，但我还是很内疚。术后第二天换药时看见缝斜的一针，我怎么都觉得别扭，但又无可奈何。老范看见我难受的样子，安慰我说：“现在看着明显，等肚子慢慢回去了，刀口就小了，缝线的印更不是问题。”但我还是别扭了好一阵，那些天在宿舍里做的事情，就是拿着持针器夹着圆针不停地练习缝合。

人们常常说，白衣天使很可敬，但我知道，我们的病人才是最可爱的最可敬的，哪一个医生的成长也离不开病人，换句话说了，没有病人医院也就真的不需要了，所以在医院，病人的感受应该是被放在第一位的，但每每看见病人看病困难，我心里真的很难受。

和老范在一起我是很放松的，原因是我们有共同点，不擅长管别人的闲事，没有攻击性，所以说话上可以随便很多。因为老范是个典型的安静工作的知识分子，不擅长于和领导表达和展示自己的工作业绩，纵然大家都知道老范业务好，但无论是在晋升上还是在科里的地位，老范远远不如和她年资差不多的医生。我也问过她这方面为什么不去争一争，她很平静地看着我，认真地回答：“我不擅长这方面，而且我的精力也不够充沛，看好病人后我就没有剩余的力气了。”老范的话也让我思考了好几天，其实想想，人的精力就那么多，这里用得多了，那里自然就用的少了，还是看人愿意把精力使在哪个方面。延伸一下，时间问题也是这样，谁不是把时间都用在自己喜欢和愿意做的事情上呢？

这天我和老范在妇科病房值班。刚刚门诊打电话，说有一个病人小肚子疼，但白细胞又不是特别高，超声波检查盆腔也没有包块，普外科已经排除了阑尾炎，但病人看起来疼得又很厉害，让我们去门诊看看病人是不是收入院观察一下。我和老范到了门诊，看见病人疼得非常厉害，我们看了化验和超声波检查的结果，白细胞稍高一点，盆腔没有异常的包块，但老范还是盯着超声报告单看，我看她手指着盆腔积液深约 1.3cm。我不解地问她："盆腔积液稍多一点，会不会是盆腔炎症？"

"不对，如果是这么疼的炎症，肯定是急性炎症，白细胞会很高，盆腔积液会比这多。"老范接着说："如果是黄体破裂或宫外孕，会有包块表现，这么疼肯定是破了，盆腔的液体也会多，所以急性炎症和这两个诊断都排除了。"

我知道在诊断不明确的时候就要进行鉴别诊断，在不停地辨证中寻找答案，那会是什么病因引起的呢？我也想不出来。老范问病人："有痛经吗，以前卵巢有囊肿吗？"我又有些不理解，病人不在月经期刚才都已经问过了，这种疼不会是痛经的。病人回答说："痛经有，挺厉害的，但囊肿有没有不知道，好多年没检查了。"

老范对门诊护士说："做阴道后穹窿穿刺准备。"我还是有点发蒙。老范和病人交代需要做一个检查帮助诊断，病人还是很疼，捂着肚子说同意做检查，只要能诊断咋样都行。当长长的穿刺针抽出介于暗红色和巧克力色黏稠液体的时候，我一下脱口而出："巧克力囊肿破裂？""不错啊，理论知识还挺扎实的，说说如果不处理会怎么样？"老范考我。

卵巢巧克力囊肿就是子宫内膜异位囊肿，本该长在子宫腔的子宫内膜，如果长在其他位置，就是子宫内膜异位。异位在子宫肌层就是子宫肌腺症，异位在卵巢上就是我们俗称的巧克力囊肿，顾名思义，里面长时间的陈旧血就像巧克力浆一样。内膜异位最可怕的是异位的位置会随着月经周期一样出血变化，不但痛经，还会引起粘连，也是不孕症的超级杀手。这就是背书好的好处，遇到问题相关信息不自觉地就开始涌现出来。

我能想象出这个病人的巧克力囊肿破裂，如果不及时清理积血，陈旧的积血在盆腔里开始流动，流到哪就又长出新的囊肿，然后病人来月经就会一次比一次疼痛。我回答老范："腹腔种植，引起腹腔粘连。""那还等什么，叫家属办住院啊。"老范摘下手套，对我说。"好嘞！"我边回答边往外跑找家属，和家属把病人的情况交代完，开好的住院证让家属去办手续。

回头又去门诊手术室找老范，老范正在外间洗手池洗手，"你要记住，病人没有无缘无故的疼，不要认为她们是矫情，病人说的都是真话，你要从细小的异常中发现病人疼痛的原因。"老范一边擦手一边对我说。

老范的这句话深深地记在了我的脑海里，特别是晚上急诊一个人面对病人的时候，我细心地为病人检查，用心地想所有可能的诊断，避免了很多可能出现的漏诊。这时我看见一个准备门诊手术的病人和高医生进了手术间。

病人家属办手续去了，一会儿由门诊护士送去病房，我和老范又看了一下病人，正准备回去。这时，就看见手术室护士张老师鞋都没换就冲了出来："范老师，您快来一下。"她非常着急地叫住我们。

走近手术室，就见高医生表情非常不好。"怎么了？"老范问。"今年的第三次人流，上次就两个月前，子宫软的像豆腐，我觉着是穿了。"高医生回答，然后又懊丧地说："属于高危，本来应该住院做的，病人央求半天，我一心软，唉！"

病人躺在人流床上，表情很痛苦，尽力地压抑着，脸上都是汗珠，两只手紧紧地握住了床两边的把手。看我们进来了，有气无力又担心地问："医生，我怎么了？"张老师给病人测了血压，血压还是正常的，老范压了一下病人子宫的位置，病人痛苦地叫了起来。"赶紧推病人去超声科。"老范和我们说。

我和高医生立刻把门诊的平车推进来，把病人搬到床上，盖上被子，就往超声科推，张老师马上给超声科打了电话让她们做准备。其实我很喜欢超声诊断，一把神奇的探头可以直观地看出人体各个部位的问题，就像一个扫雷兵。这种喜欢导致我后来又开始了超声专业的钻研。

超声科刘主任已经在门口等着了，看见我们，说："来一号诊室，直接推床进来，都准备好了。"图像很清楚，子宫穿孔了，幸好及时发现，肠管应该还好，但必须要手术修补了。回来的路上，高医生很受打击，好心办了坏事，明明知道病人频繁的人流，子宫壁又软又薄，极其容易穿孔，却冒险地去做了。现在面对她的就是病人和家属的责怪，还要接受医院的事故处理。医生不要违背治疗原则去救治病人，会给病人带来危险，这句话我准备记在今天的小本上。

出超声科的时候，我看见一对夫妻带着一个20岁左右的女孩走过来，看肚子女孩好像是怀孕了，女孩的爸爸嘴里一直在骂着女孩："还不说是哪个男的，还护着他，看我知道后不打死他。"女孩的妈妈劝着："这么多人，你能不能先别说了。"路过时，我看见女孩的脸上满是委屈，说不清哪里不对。

病人直接被我和老范推到病房，去趟门诊，带回两个手术病人，护士直夸我们俩有吸引病人的魅力。

我第一次看到，人流穿孔的病人的子宫，在宫底处有1.5cm的破口，黄呼呼的肠系膜的脂肪球卡在那，高医生发现得早，如果继续负压吸引，可能就会把肠管都吸破。我想起实习时老师讲的一个病例，子宫穿孔后二十个小时才发现，打开肚子肠管破了，肠子里的东西流了满肚子，上面飘的都是脓苔。

我总是想不通，不想要孩子就避好孕，每次流产对女人的身体伤害非常大，诱发炎症就不用说了，最重要的是盆腔粘连和炎症会在将来等你想要孩子的时候要不上，到时候受责怪甚至被抛弃的还是女人。

用了足量的缩宫素，子宫还是软软的，清宫只能等病人子宫恢复后再进行了。“病人真是遭罪啊。”手术室的休息间里，我和老范在等巧克力囊肿破裂的病人上来，我对老范说：“女人要学会自己爱护自己，不到一年三次流产，如果第一次是意外可以理解，第二次第三次还是自己没有保护自己的意识。”听老范说完，我想了想，也是，女人首先要自爱，想想也是可怜之人必有可恨之处。

见识了巧克力囊肿破裂病人肚子里的巧克力浆，说实话，感觉很难受，一想到这些黏稠的液体，流到哪就会在哪里又长出一个新囊肿，给病人带来无穷无尽的痛苦，我和老范就一次一次地冲洗，把这些洪水猛兽清除干净。

下了手术，我想，如果病人能一年做一次妇科检查，是不是就可以及时发现囊肿，即使发生破裂，有之前的检查结果，医生也会很快地做出诊断。如果这次遇到的不是老范，遇到的是我这样的菜鸟医生，给输液消炎，耽误了手术时机，最后损失最大的还是病人啊。

回到病房，已经下午1点多了，好心的护士给我和老范从食堂打了饭回来，虽然都凉了，有吃的我俩就已经很满足了，开完术后医嘱，边吃饭，边讨论上午的两个病人。“频繁人流的子宫，生宝宝后半年内怀孕的子宫，都跟豆腐渣一样，穿孔时都没感觉，所以手术开始进探针时必须要慢要轻，一定找到宫底，负压吸引时千万不要超过这个深度。”老范教我经验。

意外的是，我忽然看见在超声科的那个女孩妈妈从医办室门口经过。难道是来做引产的？我八卦地把护士叫进来问问什么情况。冉娟撇撇嘴对我说：“别提了，你们上手术的时候住进来的，正准备让你们吃完饭去看病人呢，病人的爸爸啊，太能折腾人了。”

原来在门诊时，女孩爸爸认定女孩怀孕，任凭女孩怎么解释都不听，一做超声检查原来是女孩有一个非常大的卵巢囊肿，根本不是怀孕。女孩爸爸立刻开始哭天喊地，认定女孩得了绝症。这一会儿来护士站哭三次了，问你们什么时候下手术，好问问他女儿还能活多久。

要是在古代，这爸爸是不是就不由分说地就把女儿装猪笼浸池塘呢。正天马行空地想着，女孩爸爸已经冲了进来："医生，我女儿还有救吗，告诉我实话，我受得了。"然后就眼巴巴地看着我和老范。

见他这样，我和老范差点都乐了。我说："我们去看看病人，做一下检查，再看一下病人的检查结果，然后和你谈，你先别着急。"然后把他先劝回去了。几下把饭吃完，我去找女孩问病史，原来女孩肚子这三年慢慢变大的，刚开始时没在意，以为是胖的，但越来越大，心里害怕不敢说，这次是和妈妈洗澡时妈妈发现的，才来医院看。

超声报告考虑畸胎瘤可能大，基本能认定是良性的。完善术前检查，3 天后手术。和女孩爸爸妈妈交代病情的时候，我们说女孩囊肿考虑良性可能大，但术中要送一个病理，看病理结果决定手术的范围。看得出，女孩的父母非常紧张。

还在写 3 个病人的病历和 2 个手术病人的手术记录的时候，夜班医生已经来接班了，一天的妇科病房工作结束了，比起产科经常发生的惊心动魄，妇科的节奏会稍慢一点，但手术的时间和强度，还有书写病历的任务比起产科会重一些。

3 天后女孩手术，术中右侧卵巢切除了一个直径 18cm 的囊实混合性的包块，术中病理回报畸胎瘤，因为包块太大发现时间又太晚，正常的卵巢组织已经破坏了，只能做卵巢切除手术，这个女孩手术后就剩下一个卵巢了。

我正准备关腹，老范叫我把左侧卵巢好好检查一下，我一下子明白过来了，畸胎瘤经常是双侧发生。果然，左卵巢增大，我又见识了老范手术的美，精细地剖开 5cm 长的卵巢，在里面真的有一个直径不到 1cm 的小畸胎瘤，术前超声也没发现。

“如果不剔除这个小家伙，它会慢慢地长大，就像右边一样侵蚀正常的卵巢组织，影响卵巢功能，等到和右边那么大了再切掉了，女孩将来怎么怀孕生孩子，卵子从哪里来？”老范边和我说边把左卵巢修复得和正常卵巢一模一样。

如果每个医生都站在病人的角度替病人着想，细心地多考虑一点，给病人带来的会是难以想象的益处！态度决定一切，无论是在什么岗位做什么工作，都一样。

一周后，拆完线，女孩一家三口开开心心地出院了，女孩爸爸走的时候脸上很放松很高兴，没有带女儿来看看病时的愤怒，也没有刚住院时的焦躁。

在妇科病房工作的三个月，就这样迎来送走一批又一批的病人，我喜欢这种感觉，喜欢看到病人由住院时的痛苦和焦虑到出院时的踏实和放松，心情每每也因为他们病情的好转而喜悦，为我的工作能实实在在地帮到人而开心。

怀了双胞胎，是喜还是忧，是因为一下子就有两个宝宝而开心，还是担心妈妈的身体能不能受得了怀两个宝宝的重担，下一节我们就来看看多胎妊娠，是喜是忧。

3.4

多胎妊娠，是喜还是忧

当她从医院里出来，坐在车里副驾驶位置上的时候，她还觉得整个人像飘在云端一样，整个脑袋晕乎乎的，都是不真实的感觉。先生把车发动着，对她说："别胡思乱想了，多好的事情啊，一下子怀两个，说不准还是龙凤胎呢，大宝一下子就有了弟弟和妹妹，一会儿给两边的爸妈都打个电话，让他们也高兴一下。"回想起刚才在医院里发生的事，她心里暗暗地想，到底是惊喜还是惊吓，真的不好说。

事情还得从国家放开二胎政策说起，很多人投入到这场似乎是天上掉馅饼的好事中，理由各种各样，有的人认为一个孩子太孤单了，有的人认为女性生两个孩子是最有利于身体健康，有的人要生二胎准备好好陪伴孩子弥补第一胎时没能陪伴孩子的遗憾……总之，她身边的人都在准备生二胎。

她已经有了一个孩子，是个男孩，今年上小学三年级。孩子已经开始懂事了，而且在她耐心的陪伴和指导下，孩子可以主动地独立地完成作业，学习成绩也很好。正当她正长出了一口气，准备做一些自己想做的事情时，放开二胎的政策来了。说心里话，她觉得一个孩子挺好，这样的状态无论是从经济上还是精力上，都比较从容，她没有要生二胎的想法。

但事实是，在爱人和双方父母天天的劝说下，她最终动摇了，一想到将来一个孩子要面对爸爸妈妈爷爷奶奶姥姥姥爷六个老人，有事的时候真是忙不过来，她同意顺其自然，有了就要。

一个多月前，她怀孕了，听到她怀孕的消息，爱人迫不及待地拉她到医院检查。当时才怀孕五周多，经阴道的超声检查看到一个胎囊。医生说胎囊很小，刚刚看见卵黄囊结构，可以确定是怀孕了，但还没有胎芽胎心，建议她过两周来医院复查。

然后因为孩子期末考试，家里老人又生病，她也没什么早孕反应，她和爱人把复查的事就疏忽了，等这次再来医院检查，都已经怀孕快三个月了，检查时超声医生告诉他们，是两个宝宝，她和爱人都惊呆了，对爱人来说绝对是惊喜，可对本来就不是非常想要二胎的她来说，一下子来了两个，有点接受不了，而且上次不是只有一个胎囊吗?

医生解释说，双胎妊娠根据绒毛膜和羊膜情况分为几种类型，一种是双绒毛膜双羊膜囊，就是两个孩子都有各自的绒毛膜和羊膜，在子宫里分别住在两个独立的房间里；还有一种是单绒毛膜双羊膜囊，两个宝宝分别有各自的羊膜囊，但羊膜外面两个宝宝是同一个绒毛膜，就像是两个宝宝住在一个大房间里，这个大房间里面被隔断分成了两个房间；最后一种是单绒毛膜单羊膜囊，两个宝宝在一个房间里，共用一个绒毛膜和羊膜。

医生说，她上次检查的周数比较小，她的双胞胎类型是双绒毛膜双羊膜囊类型的，两个宝宝受精的时间和受精卵分裂的速度不一样，受精早和分裂快的受精卵先着床，然后被超声检查先发现，那个时候另一个速度慢的宝宝超声还看不到呢，这种情况在她们工作中不少见。如果你们上次按期来复查，就能知道怀上双胞胎了。医生接着说怀了双胞胎第一反应肯定是很高兴，但双胎妊娠属于高危妊娠，孕妇发生高血压、贫血、羊水过多、胎膜早破、宫缩乏力、胎盘早剥和产后出血的孕期并发症的概率也会增加，而且发生早产的机会也增加。嘱咐她一定按时来检查，有什么不好随时来医院。

从医院回来后，她仔细地回忆医生说的话，摸着自己的肚子，想想在里面有两个小生命也真是神奇，又为这段时间因为忙碌而疏忽了两个小家伙，感到很愧疚。不知不觉，对两个宝宝，她从最开始的抵触变成了现在的期待。儿子听说妈妈肚子里是两个小宝宝时的兴奋，还有双方老人的那种开心和喜悦都感染了她。

和爱人商量以后，考虑到医生说的双胞胎怀孕期间的风险比较大，他们把产检和分娩转到了对多胞胎检查和分娩都有经验的这家医院。到这家医院看过一次医生后，她放松了很多。医生和她说虽然怀双胞胎风险大，但也不是说都会有问题，而且她的双胞胎类型是双绒毛膜囊，比起单绒毛膜类型的双胎出现合并症的概率要低，而且要求的检查次数也相对少，双绒毛膜双胎4周查一次超声，而单绒毛膜类型的双胎要求2周就查一次超声。单绒毛膜类型的双胎之所以比双绒毛膜的双胎检查间隔短，是为了监测单绒毛膜双胎特有的合并症，包括双胎输血综合征、选择性胎儿生长受限、一胎无心畸形和单绒毛膜单羊膜囊时两个胎儿间无分隔，容易发生脐带缠绕和打结这些意外。医生还对她说很多双胞胎的孕妇都平顺地怀孕到37周以后，而且每个孩子体重都大于五斤，孩子也不用送保温箱。听完医生的话，她安心多了，也正式进入了双胎准妈妈的状态。

因为这家医院非常有名，做超声检查时等候的时间比较长，坐在诊室外面的准妈妈们就聊起天来。一个从外地赶来会诊的孕妇说的话吸引了她的注意。这个孕妇怀的是三胞胎，是双绒毛膜三羊膜囊，一个胎儿是独立的，有自己的绒毛膜和羊膜，但另两个胎儿是单绒毛膜双羊膜，现在13周了，在当地检查单绒双羊的两个胎儿里面有一个是无心畸形，就是这个胎儿没有心脏，但是另一个正常的胎儿通过胎盘表面的动脉与动脉之间的吻合给无心胎儿供血，如果不治疗，正常的胎儿就可能因发生心力衰竭而死亡。这次就是来做检查，然后住院做减胎术，减掉那个无心的畸形胎儿。有人就问是需要开腹吗，那个孕妇回答说不用，这里的门诊医生说用射频消融术就行，经过腹壁插入操作器械就可以。又有人问那减掉的胎儿需要取出来吗。那个孕妇说不用，做完减胎术那个胎儿就不长了，会被正常继续生长的胎儿挤在一边，有些组织吸收后，无心的畸形胎儿体积还会变小，不影响什么。

这时另一个双胞胎孕妇叹着气说，这次复查希望情况能好转，旁边的人就问你是什么情况啊，这个孕妇说她的双胞胎是单绒毛膜双羊膜囊，在 22 周检查的时候发现双胎输血综合征，就是两个胎儿通过胎盘间的动—静脉吻合支，血液从动脉向静脉形成单向分流，这样会造成供血的胎儿贫血、羊水少，甚至因营养不良而死亡，另一个受血的胎儿因血容量增多、羊水多、胎儿水肿和充血性心力衰竭。孕妇说听医生讲如果这种情况不治疗，胎儿的死亡率可以达到 90%。然后她在胎儿镜下做了手术，医生说用激光凝固了胎盘表面的那些血管吻合支，这次来复查超声检查，看看两个胎儿的生长情况，话里行间都是满满的担忧。

她听完这两个孕妇说的，觉得自己真是幸运多了，不自觉地摸了摸肚子，心里想着要好好珍惜两个宝宝。

这时候听见医生在叫自己的名字，按照诊室号她敲门后进了检查室，前一个孕妇正在问医生她的情况，医生说她孕育的是单绒毛膜单羊膜的双胎，目前检查两个胎儿情况都是正常的，然后听到孕妇说产科医生说了能多挺一天就多挺一天，最好能坚持到 32 周，自己就怕出现两个胎儿脐带缠绕和扭转，胎儿有危险，这一天天提心吊胆的。那个孕妇边说边拿好东西和报告单走了出去。

整个检查都很顺利，两个胎儿大小相差 4 天，一个和孕周大小合适，一个还比孕周大3天，两个胎儿都正常，没有畸形，和医生说了谢谢，拿了报告单她去产科门诊看诊。这次见到一个肚子十分大的孕妇，她不禁问了一句："您多少周了？"那个孕妇笑了，告诉她已经38周了，是双胞胎，但现在还没动静，因为两个宝宝一个是臀位，一个是头位，靠近宫颈口的老大是臀位，所以不能自己生，正想和医生商量住院剖宫产，孕妇说现在每天晚上都睡不好觉，怎么躺着都不行，真是坚持不住了。原来不是每个双胞胎都会早产，看人家都到38周了，她心里暗暗想，这就是她努力的方向。

进入诊室后，她看到医生正和一个孕妇解释单卵双胎和双卵双胎与绒毛膜性的关系，医生说双卵双胎都是双绒毛膜双羊膜的，性别和血型可以相同也可以不相同。单卵双胎根据受精卵分裂的时间不同形成的绒毛膜性不同，受精后3日内形成的双胎膜性是双绒毛膜双羊膜，受精后4～8日形成的双胎膜性是单绒毛膜双羊膜，受精后9～13日形成的双胎膜性是单绒毛膜单羊膜，单卵双胎的性别和血性都是相同的。她听明白了龙凤胎必须是双卵双胎，而且所有的双卵双胎不一定都是龙凤胎，取决于两个受精的精子携带的性染色体情况。回头得和爱人说一下，现在爱人一听说两个宝宝是双绒毛膜双羊膜囊，就已经认定了是龙凤胎，别到时候失望。当她看完诊，从医院回去的路上，唠唠叨叨地和爱人说她遇到的其他孕妇的情况。爱人说你有变化了，感觉到你对孩子的期盼和关注已经和我不相上下了，两个人不禁都笑了。

之后的孕期，在身边各种情况的多胞胎孕妇中，她觉得自己真的是属于问题最少的，怀孕7个多月开始脚肿，8个月时有点轻度贫血，但都不是什么大问题。在孕37周的晚上她感觉下面一湿，又不是小便，她立刻反应是破水了，爱人将她抱到床上，按照医生的话把脚抬高先躺下，救护车来了之后用担架抬到车上送到了医院。有惊无险，两个宝宝都是头位，胎膜破后很快就有宫缩了，第二天上午她自己生了，老大是男孩，五斤七两，老二是女孩，五斤九两，比哥哥重二两，两个孩子情况都非常好。

怀了多胞胎后，不论是喜还是忧，她自己都经历过了，然后也想明白了，既然孩子是上天眷顾我们的礼物，不管什么情况，我们只要好好接收就好。总之，现在看到躺在自己旁边的一对睡的香甜的宝宝，还有旁边好奇地看着两个宝宝的上三年级的儿子，她感到很幸福。

分享了多胞胎妊娠的喜和忧，在下一节里我们会看到一个倔强的小北，她想自己生，而且付之于行动，用科学的方法管理整个孕期，结果，当然是好的，我们继续往下读。

3.5

小北一定要自己生的故事

为什么叫小北，父母说给她起这个名字的原因，是因为小北出生在寒冷的北方。

为了不让辛苦养大她们三个孩子的父母再操心她的工作问题，小北读书的时候很用功，26 岁博士毕业后留校做了教师。从上研究生起，她就没有要过家里的钱，学校的一点补助和她自己课余时间勤工俭学的收入，使她顺利度过了硕士研究生和博士研究生的学习生活。每当遇到困难时，小北总是乐观地往好处想，日子虽然忙忙碌碌，却也过得充实和开心。

工作后的小北经济上缓过劲来，人也轻松不少，27 岁开始谈恋爱，28 岁结婚，30 岁怀孕，现在正好快 3 个月了。

说来也巧，她读硕士时的两个舍友兼死党小敏和小琪也都怀孕了。小敏是正好赶上国家二胎政策放开了，怀的是第二个宝宝，比小北怀孕晚一个月。小琪怀的是第一个宝宝，已经有 4 个月了，比小北大 1 个月。

3 个孕妈这天聚在一起讨论在哪里生宝宝的问题。小琪已经在一家三甲公立医院建档了，正好和小琪户口所在地符合，所以没有过多去选择，顺理成章。小敏生第一个宝宝时先生后剖，剖的时候宫口都开全了，手术时麻醉效果差，疼得她心有余悸，这次说什么也要直接剖了。正想着去哪家医院找一个好的手术医生。小北却说出了让她们震惊的想法，她说她要把一切不利于自己生的因素克服，她就想自己生。

面对小北这么坚定的想法，小敏首先说："生孩子的事没谱，当时医生说我骨盆条件非常好，孩子大小也合适，只要产力好就能自己生，最后呢，遭了两茬罪，说胎心不好，出现了胎儿宫内窘迫，最后不也是剖了。"

小琪也说："是啊，咱们怀孕刚开始，以后的事还不知道怎么样呢，听医生的吧。"小北却说："信心很重要，咱们怀孕刚开始，有很多机会可以争取自己生。你们知道吗，现在咱们中国剖宫产率全世界第一，50% 左右，世界卫生组织给出的警戒线是不超过 15%。"

"你们知道咱们国家 20 世纪 80 年代剖宫产率是多少吗，不足 5%。日本的剖宫产率是多少吗，仅仅是 7%。"小北又说。听小北这么说，小敏和小琪也好奇起来，直问小北是真的吗。小北说当然是真的，她怀孕后就一直在关注这些问题。

小敏和小琪说那为什么现在这么高啊。小北说："第一是社会问题，独生子女政策，大家都想着生一个就好，反正以后也不生了，选择自己生有可能还生不了再去剖，还不如直接剖了。另外，剖宫产可以选日子选医生，为了赶上个好日子或好医生，就想各种办法去剖。

"第二是经济问题，以前大家经济条件没那么好，孩子生下来基本上是五六斤，现在呢，随随便便就七八斤，自己生就困难增大了。加上怀孕后都是全家的重点保护对象，孕妇吃得又好又多，活动又少，不少人因此体重增加过多，得了孕期糖尿病。自然分娩时腹肌力量也弱，影响了产力。

"第三就是疼痛问题，以前剖宫产的条件要求很严格，大家没盼头也就忍了，再疼也得坚持，坚持坚持就生下来了。可现在，孕妇生的过程中真的一疼就不想忍了，自己心理上就先放弃了，开始把希望都放在剖宫产上面，折腾折腾产程就真的有问题了，医院为了规避风险，有时也就放宽手术指征给剖了。”

听着小北一条条地把问题说得这么清楚，小敏和小琪也都沉默了。

小北又讲了她身边发生的两件促使她下决心要自己生的事。她家对门的小两口已经有了一个剖宫产分娩的4岁小男孩。生完男孩后，小男孩的妈妈有过一次意外怀孕，那时二胎政策还没有放开，只能做流产。他们没想到那次妊娠位置正好在上次手术的瘢痕上，幸亏做超声检查时经验丰富的医生给发现了，不然直接去人流手术时，瘢痕处的血管就会断裂，发生大出血，非常危险。

接下来，小男孩的妈妈就住院先做了药物的杀胚胎治疗，然后又在超声的引导下由技术非常熟练的医生小心翼翼地做了清宫，幸好一切顺利，但也非常担惊受怕。出院后男孩的妈妈对小北说，病房里就有术前没发现是瘢痕妊娠（图3-4）直接去做人流的孕妇，结果大出血，幸亏医院可以做子宫动脉栓塞手术，及时止血，不然子宫都得切除。

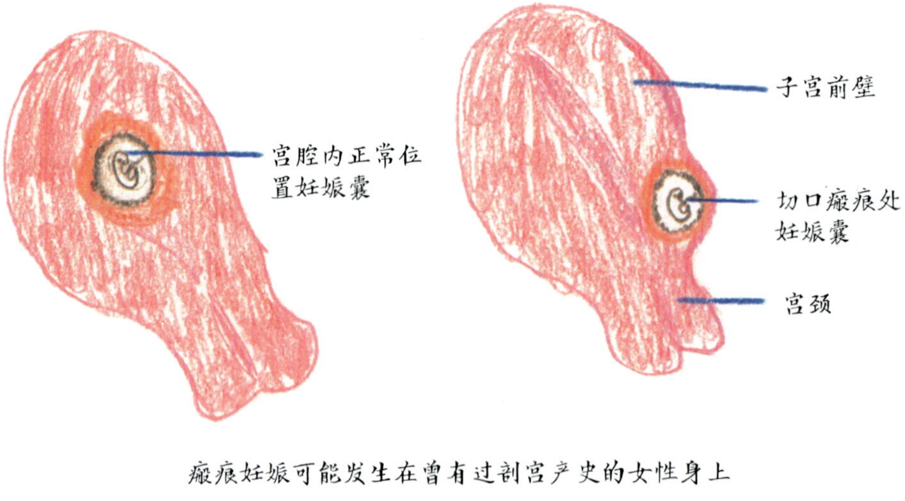

图3–4　瘢痕妊娠示意图

还有，她的一个同事在二胎政策放开后怀孕了，非常高兴，但在怀孕 12 周时发现胎盘种植在上一次手术的瘢痕上，超声观察显示，随着怀孕周数的增长，胎盘也逐渐植入到了瘢痕里（图 3-5），结果整个孕期同事都忐忑不安。最后在剖宫产分娩时大出血，各种止血办法都无济于事，最后只能切除了子宫，幸好孩子一切都好。

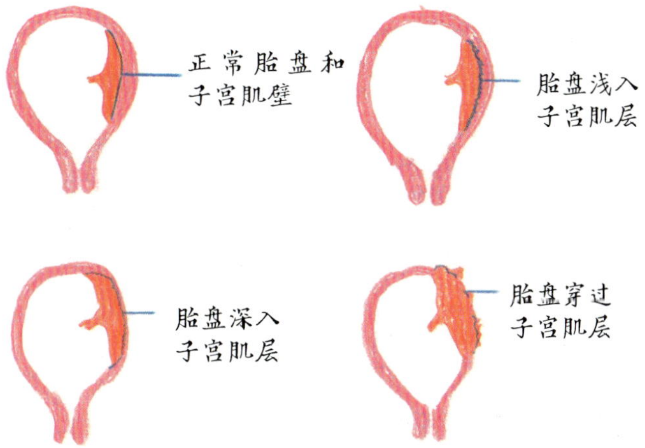

图 3–5　胎盘植入示意图

小北接着说："那些影响自己生的障碍咱们可以想办法克服啊。首先咱们自己有信心，控制好自己的体重，科学地搭配饮食和运动，宝宝的体重自然也就合适了。疼痛的问题，我看咱们国内也有医院开展无痛分娩，咱们可以去了解了解。"听小北这么一说，小敏也兴奋起来，但又很遗憾，说："可惜我不能自己生了，上一个是剖的，这次只能剖了。"

小北看了看小敏，说："你有可能自己生，这个我也查过资料了，咱们国内也有医院开展，叫 VBAC，全称是 Vaginal Birth After Cesarean Section，也就是剖宫产后经阴道分娩。”小敏和小琪这时候对小北崇拜得不行。三个人异口同声地说：“去找医院，科学吃，科学运动，自己生！”三个人的六只手叠加在一起，在一起的还有三颗火热的孕妇的心。

在一所私立医院简单隔断的朴素的院长办公室里，医院总监和产科主任不可置信地看着国家二胎政策放开后的剖宫产率。产科主任说：“以前咱们因为有无痛分娩，剖宫产率就不高，30% 左右。可你看现在，最近的 3 个月剖宫产率是 18%，里面还包括了剖宫产再孕剖的孕妇数。”

产科主任接着说：“以前孕妇来了都和我说，主任，挑个日子给我剖了吧。现在呢，都说，主任我这个月多长了半斤，怎么办啊，孩子会不会太大啊，我可是要自己生的啊。”

产科主任笑了笑，说：“咱们臀位外倒转术增加了，VBAC 成功例数也在增加。我在产科 30 多年，觉得这剖宫产率和国家政策关系太大了，一个二胎政策让孕妇自己主动就把剖宫产率给降低了。”

院长也笑了，说：“是啊，一想到还可以生第二个宝宝，就有自己生的动力了，这时候就都知道剖宫产的不好了。”

小北她们三个人此时正按着导航开车往这家医院来。之前已经去了两家私立医院，她们觉得说不清哪里有点不对劲。虽然那两家医院也都有无痛分娩。

第一家医院接待她们的客服人员很有礼貌，但总觉得过于职业化，很耐心但却有一种说不清的疏远，而且对她们一个样，对外国人是另一个样。对外国人一副讨好和热情的样子。当看到价格的时候，她们三个人更惊呆了，远远超出预算。三个人果断放弃。

第二家医院接待她们的客服人员的服务也是完全按照职业的服务规范，但感觉每一个问题都是按照规章条例回答的，整个一商务洽谈的气氛，让人很不舒服。虽然病房这些硬件条件和价格都让人满意，三个人还是赶紧出来了。

三个人出来后也有些迷惑，不会私立医院都是这样吧，不接地气。

来到这家医院，让她们三人惊喜的是产科楼在一个公园里，有林荫路，还有一个很大的人工湖，湖里开满了荷花。小北说：“不错，候诊的时候还可以看荷花散步。”小敏和小琪也觉得很好。在候诊大厅里通过落地的窗户可以看到外面的湖面和湖边的芦苇丛。

当客服的女孩子走过来的时候，小北看到的是一张真诚的笑脸。接下来的介绍也很愉快，女孩说医院的成立时间并不是很长，才三年多，但已经建立了血库，开展了助产士门诊、孕妇营养门诊、孕妇学校和新生儿科，一切的出发点都是为了来这里分娩的孕妇的安全着想。

她说她们总监常说的一句话就是“我们在不断纠正错误和完善中成长”，女孩还说，如果看到我们这有什么不足，一定告诉我们，我们改正。三个人看了病房，果然有护士说的可以在房间里分娩的病房，还看到一个朝阳的半圆形大房间，那是孕妇学校课堂，可以听孕期知识，还可以上孕妇瑜伽课。

最开心的是超声检查时家属可以陪同，可以一起看肚子里的小宝宝，看产科医生时也是家属一起陪同。抽血的房间、做心电图的房间和做胎心监护的房间都离得很近，不用跑来跑去。

当看到客服的姑娘拿出出诊专家和住院管理医生的介绍单时，小北三个人互相看了看，好多产科门诊医生都是妇产科界的专家。小姑娘解释说我们这里待遇比较好，但对医生护士的要求也比较高，不仅专业技术要好，和人沟通能力也要强，还要有服务意识。全职的医生基本都是三甲医院出来的，兼职的医生都是专家级的。

小敏问客服的姑娘，上一次是剖的，这次还能自己生吗。姑娘回答说如果产科医生评估条件合适可以试产，已经有不少例成功了。看了看产检和分娩套餐的价格，比第二家医院还低一些。客服的姑娘说如果孕期和产程顺利，就是这些花费，没有额外的费用，住院期间的餐费也都包括在里面了。

在这里医务人员对孕产妇的服务都非常好。额外的收费也都是明码标价，比如手术想请心仪的专家做，会有点名费，这些取决于自己的选择。小北和小敏当即决定就在这生了，决定回家和老公商量一下就办手续了。小琪有点犹豫，因为已经建完档了，而且医院还不错，说再考虑考虑。

小北对在公立医院生孩子感受很深，姐姐在老家生孩子的时候，8 个人一个房间，8 个产妇 8 个孩子 8 个家属，病房里根本就休息不好，有两个人和一个人的房间，但需要加钱。姐姐学历低，工作收入少，性子又软弱，爸妈想给姐姐一些钱换房间。姐姐却死死地拉住爸妈，说就这样挺好，婆家没提这事咱们就不换了，换了房间婆家人会说她娇气，以后的日子不好过。

看着姐姐住院那几天遭罪的样子，当时还在上学的小北就暗下决心，自己一定要经济独立，一定要在家庭里有平等权和决定权。

小北和小敏回家和老公一商量，两个心疼老婆的男人二话不说就是两个字："支持。"两个男人早就听周围的男同事说自己老婆在公立大医院生孩子的经历。挂号困难停车更困难，医生护士非常忙碌，想问问题都感觉开不了口。看诊、检查和交费每一步都要排队，一次产检如同一场战役。

现在老婆自己找到这么人性化的医院，花费也完全在可以承受的范围，而且也是为肚子里的孩子好啊。特别是和老婆一起到了医院一看，等着的时候都有舒适的沙发坐，还有无线网，医生护士都对自己微笑，服务到位，而且专业水平也很靠谱的样子，立刻督促老婆去交钱。

本来还犹豫的小琪这天也带着老公来医院看看，老公在 3 个月建档时就已经饱受医院的人多之苦，被这里的预约时间就诊方式深深吸引，又看了病房都是单间，再一看医护人员的技术力量配置，果断让小琪把产科档案转过来。

这样，三个死党就一起在这家医院开始了愉快的孕期检查，在医院开办的孕妇学校里学到了孕期时各项检查项目及其意义、每个孕周的注意事项、饮食和运动的指导，上孕期瑜伽课。三个人还一起交流学习心得，整个孕期有滋有味。

三个人其中几次产检分别带上了爸妈和公婆，看着她们听见胎心时高兴的样子，看见超声显现肚子里的小宝宝动来动去时惊喜的样子，她们心里也很高兴。三个人商量着还加看了一次营养门诊和助产士门诊，看完之后就觉得真是看值了。

营养老师对照高度仿真的一盘盘食物模型，讲孕期要杜绝暴饮暴食，一定要少食多餐，各种营养成分的食物合理搭配。还特别告诉她们预防妊娠期糖尿病，不宜多吃使血糖升高得快的食物，例如葡萄和西瓜就比苹果和桃子更容易引起血糖升高。营养老师又给她们介绍了几组菜单搭配，三个人很快就都明白应该怎么吃了。

在助产士门诊，经验丰富的助产士一手拿一个骨盆模型，另一手拿一个塑料仿真宝宝，边做动作，边讲述宝宝在产道的整个运动过程。还讲了进入规律宫缩后如何调节情绪，如何使用瑜伽球。听完助产士的讲解，三个人都觉得对生宝宝心中有数了。

小敏三个月超声检查时胎盘位置幸运的在子宫后壁，和上次剖宫产的瘢痕离得远远的，把小敏和老公高兴坏了，离自己生的可能性又近了一步。

小北孕 28 周时超声检查胎位是臀位，在产科医生的指导下胸膝卧位，30 周时转回头位，小北骄傲地对老公做了个剪刀手胜利的姿势。

小琪在孕前基础体重就高，24 周查糖耐量血糖有点高，按照营养门诊和产科医生的指导，靠饮食就完全控制好了血糖，体重也控制得很好。

三个人的肚子越来越大，预产期也一天天临近。孕 34 周时医生给小敏测量了骨盆，完全正常，孩子也是中等大小，超声检查子宫疤痕的厚度和连续性也很好，医生说可以试产。小琪的血糖饮食控制后，一直没有再高过，一切平稳。小北的情况更是好，她饮食和运动方面除了听课和听医生的讲解，自己也阅读了很多这方面的文章，找到了适合自己的方法。除了肚子大，胳膊腿都没怎么变化，整个人挺着大肚子还是很灵活。

最先发动宫缩的是小琪，孕39周那天早上见红，下午5点开始有规律宫缩，在宫口开大2cm左右时用了分娩镇痛。最后在一名助产士、一名医生和老公的全程陪同下，夜里12点半顺利地分娩了六斤八两重的小公主。

小北和小敏直问小琪疼不疼，小琪说用上药后宫缩的感觉还是有的，但没有那么疼了，完全可以忍受，而且还可以根据自己的感觉调节用药量，最重要的是焦虑和紧张的情绪没有了，有信心了。

正好麻醉科医生来复诊小琪无痛穿刺的部位，笑着对她们说："无痛分娩已经有一百多年的历史了，非常安全。美国有超过85%的自然分娩的产妇使用分娩镇痛。英国的产妇使用分娩镇痛率大于90%。"

小敏禁不住问："为什么咱们国内那么多大医院都不开展啊？"医生说："大医院开展分娩镇痛在技术上没有任何问题，但大医院病人多工作量大，主要原因是医务人员配置不到位，目前还不能全面很好地开展，毕竟好的医疗服务需要更多的工作人员。应该还涉及费用问题吧，能不能入医保什么的，应该还需要国家的政策支持。"

医生又补充一句："将来会有改变的，会越来越好的。"

小琪说这里的医护人员真是没的说，都是笑眯眯的，没有一点不耐烦。小琪的老公直向小北道谢，说小北自己生这个想法真好，又积极动脑筋找医院想办法。

又过了一周，小敏有了动静，中午12点上的无痛，晚上6点就生了一个六斤半的儿子，小敏老公乐得嘴都合不上了。事后小敏说："我真的很感动，因为是剖宫产再孕后自己生，医生和助产士几乎寸步不离，后来宫缩强的时候便携式超声仪器就在床旁，隔段时间医生就帮我看一下原来瘢痕的位置，生怕有危险。医院把剖宫产再孕后自然分娩的病房就设置在手术室的旁边，一切手术的准备也都做好了，一旦不行就立刻手术，我心里还真是没紧张。”

“想想我要是天天在这么紧张的环境中工作，我肯定受不了。产科的医生护士真的不容易。”小敏说完，看着小北，眼泪一下子就出来了，“小北，谢谢你，如果没有你我连想都不敢想自己生的事。”小北帮小敏抹抹眼泪，说：“哭什么，傻丫头，都这么顺利。”小敏说：“我感动的，不行吗？”

小北是最后一个分娩的，正好预产期头一天见红，预产期那天上午10点顺利地自然分娩，一个六斤重的男宝宝，一双圆溜溜的大眼睛和小北的一样有神，头发随了爸爸还是自来卷，又黑又密。小北想自己生的愿望实现了，她和老公一起看着小床上睡得香甜的儿子，说着鼻子像谁眼睛像谁，两个人觉得最幸福的莫过于这个时刻了。

医院也知道了她们三个好朋友一起自然分娩的故事，市场部的人就和她们联系可不可以等宝宝满月的时候给三个家庭免费拍一些照片，然后医院宣传的时候用一下，并且说还送给三个人产后复健的项目，还有小宝宝在医院看病保健的打折卡。

小北三个人一商量，这也挺好的，反正自己也得拍，索性和医院商量给三家一起拍。在小北儿子满月的那天，三家人浩浩荡荡来到医院联系好的拍摄地点，老的小的热闹了半天，拍了宝宝单独的，宝宝和妈妈的，三个宝宝的，宝宝和老人的，一家三口的……后来到这个医院来生宝宝的好多孕妇都知道了小北，产科医生会和孕妇说：“你说怎么样保持孕期和产后的身材，看见大厅电视里的小北了吧，人家怀孕可是真用心，饮食运动样样上心，体重控制得简直就是标准。顺利地生了一个6斤重的男宝宝，实现了自己生的愿望不说，产后一个月恢复的情况一会儿你看看电视就知道了，只要有信心，坚持合理的饮食和运动你也一定能做到。”

“你说剖宫产再孕后自己生的条件啊，首先控制你自己的体重增长不要超过 25 斤，最好不要超过 20 斤，胎儿的体重控制在 7 斤以内，最好是 6 斤，两次分娩时间要超过 2 年，让上一次手术的疤痕充分的恢复弹性，上一次剖宫产的原因不是因为骨盆狭小的原因，这次也没有臀位这些剖宫产的情况，就可以考虑试产。”产科医生接着回答孕妇的问题。

小北听到这些后笑了，看着正在睡梦中吐泡泡的儿子说：“宝贝，人们都对女博士有偏见，说女博士是灭绝师太。其实才不是呢，学得越多学习能力越强，而且越好学，这不，孕期和产后妈妈都是优等生。”说完，忍不住在儿子的额头上亲了一口。

伴随着国家二胎政策的放开，几家欢喜几家愁，二胎乱了谁的心，请看下一节。

3.6

二胎乱了谁的心

赵小兰的心里很乱，但又无能为力，让她一下子泄了气，想问医生点什么又什么也说不出来。这几天就有不好的预感，这两周怀孕的反应仿佛一下都消失了，不再恶心呕吐了，但舒服得反倒让自己很不安，今早上上厕所开始出现了淡淡血迹，这一系列的变化让她来到了医院。

当超声检查医生把探头放在她的肚子上，她看见医生滑动的探头停顿了一下，还把脸向屏幕靠近了去看时，她心里那种不安立刻翻滚起来，紧张的心像要蹦出来似的。“现在您的孕周按时间计算是 11 周，但您的胎儿在怀孕 8 周多的时候停止了发育……”

医生接下来安慰和建议的话在小兰的耳边溜过，她一点都没听进去，机械地穿好衣服，木然地坐在医院大厅的椅子上，耳边不停地回响着另一个自己的声音：“早知道就是这样，让你偏要要。”赵小兰知道接下来要做的就是做清宫，其实去年刚刚经历过一次，她还受得了。可以后呢，以后怎么办？她不知道。

自从国家二胎政策放开后，小兰的爱人就动了心思，他们已经有了一个 8 岁的儿子，爱人说咱们再要一个吧，难得国家有政策，说不准哪天就又变了，再生个女儿，咱们可就儿女双全了，凑成了一个“好”字。

小兰起初是不同意的，因为儿子是剖宫产，当时因为胎儿特别大，产后子宫收缩大出血，差点把子宫切了，想想那时的情景对再怀孕就心有余悸。而且医生还告诉她剖宫产再怀孕有风险，说如果孕囊长到上次子宫手术切口那儿就是瘢痕妊娠，很危险；还有胎盘如果长在子宫切口那儿，还长到子宫肌壁里的话，胎盘植入大出血也很危险的。

但婆婆一番话让她很为难："小兰啊，妈知道上次生孩子让你心里害怕了，可你想想，家里就大宝一个孩子多孤单啊，你今年36岁，咱再试试行不，能怀就怀，怀不上就算了，给大宝一个有小妹妹的机会好不好，趁我和你爸身体还好，还能帮帮你们。"连自己的妈妈也三番五次电话劝自己。看着单位里45岁的大姐努力地做排卵监测，为生二胎而奋斗，又看到闺蜜隆起肚子幸福的样子，最终她同意了。

去年她真的怀上了，家里一片欢乐。婆婆变着花样做好吃的，儿子把头趴在她的肚子上，撒娇地说："妈妈的肚子里是小妹妹。"爱人也是一副幸福陶醉的样子。可好景不长，让她想不到的是，在5个月的时候没有任何原因孩子死在肚子里，那天检查完的她和今天完全不同，她情绪很激动一直哭倒在爱人的怀里。

手术把孩子引产下来那天，所有的一切对小兰来说都是灰的，让人绝望伤心的灰，为5个月的小生命，也为这5个月的快乐后留下的伤痛。之后小兰和爱人去查了染色体，结果没事，孩子忽然间就没了，最后医院里的各项检查也没找到原因。出院回家，小兰的生活静静地过了半年，家里也恢复的平静。

但没想到，今年她又意外怀孕了，这一次，所有人都变得小心翼翼，每个人见她就像看到了易碎的玻璃娃娃，都加倍地呵护，但不变的依旧是满怀期望。

然而对小兰而言，呼吸的空气充满的都是患得患失。

在门外候诊的时候，听见旁边两个人在议论："看见刚过去的那个穿蓝裙子的女人了吗，和你说都笑死你。都快 50 了，也没来医院检查就和家里人宣布她怀孕了，还通知了好多亲属，你看今天，陪着来医院的家属有三四个。你猜医生说什么，说她是快绝经了，是月经不规律了，停经了 3 个月，肚子大是胀气。"

"你怎么知道得这么详细啊？"其中的一个人问。"和她一起来的家属说的，说的时候笑的腰都直不起来，还说老张同志给了咱们大惊喜。"另一个人回答。

听到这些，小兰苦笑了一下，原来二胎不单单扰乱了她的家。还没有给爱人打电话，小兰很茫然，爱人和婆婆殷切地盼望孩子的表情交替出现在她眼前。

如果再怀孕会顺利吗？如果就此不要了，是不是自己很自私？会不会遗憾？护士的声音传过来："赵小兰女士，请您来 2 诊室看诊。"小兰站了起来，看着前方的诊室，一步步地向前挪，只有几米的距离，小兰很累很累，这条路好长好长啊，她看不到终点……

面对着人生的十字路口，我们必须要选择的时候，也许曾经的放弃可能是你一生的痛，下一节里金姐曾经的选择令她在之后的日子里后悔万分，但人生的道路无法倒车，面对难以取舍的选择，我们又将何去何从。

3.7

曾经的放弃可能是你一生的痛

今天上午一对来做产科超声筛查的夫妻引起了我的注意，原因不是因为他们跟我提了太多的问题，让我得一边集中精力给胎儿检查还要一边分神回答，而是他们太过于安静，和其他好奇的准爸爸妈妈不一样。

我还是和往常一样，边检查边给他们看宝宝的头，宝宝的脸，宝宝的小手……但无论我说到哪里，他们俩都是一声不吭，真是难得遇到这么安静的准爸爸妈妈，检查也格外顺利，就在我准备放下探头的时候，我眼睛的余光扫到准妈妈的手紧紧地握成拳头，手背的静脉清晰可见，这是紧张的表现，我迅速地反应过来。

等我告诉他们宝宝目前检查正常的时候，他俩却忽然间抢着说起话来，表情都非常激动，刹那间的变化就像决堤的河水一样，迅速又猛烈。准妈妈的眼泪哗的一下就流了下来，但分明又高兴地想笑，我暗自判断这是喜极而泣。

“秋医生，您知道吗，我今年 39 岁了，终于有了孩子，知道这次筛查能知道孩子好不好，昨天晚上紧张地一晚上都没睡好。现在知道宝宝一切正常，真是太好了，谢谢您，谢谢您！”准妈妈边掉着眼泪边和我说。准爸爸也是把包从沙发上拿起来又放下，放下来又拿起来，嘴里也是不停地说：“太好了，谢谢您，谢谢！”

在产科这个特殊的医院专业里，每天都发生着一些或是哀伤或是喜悦的故事，而这种快乐是我最愿意分享的。看着夫妻俩离开诊室的背影，我想在他们今天惊喜的背后一定有一段不寻常的可以感动自己的故事。

我禁不住想起了很久以前的一个朋友，我叫她花姐，一个非常有才气的女歌唱家。认识花姐，缘于一个朋友的介绍，说花姐非常想要一个孩子，想监测一下卵巢卵泡的情况。初见花姐，白皙的皮肤，非常漂亮的丹凤眼，可能是职业的关系，一举一动都十分优雅，身为同性的我都被她的美吸引了。我看了一下她检查申请单上的年龄，40 岁，可是单看外貌根本就看不出来。

我同花姐渐渐熟悉起来，知道了她刚刚结婚的头两年，怀过一次孕，但那时她和爱人都在事业的关键时期，就放弃了。她对我说："当时真的是没办法，我们真的不能要那个孩子，现在事业都稳定了，经济条件也越来越好了，就想要个孩了。"

这样排卵监测下来，一年一晃就过去了，花姐的愿望还是没有实现。她开始着急了，最后一次来排卵监测时对我说："年龄越大怀孕的概率越低，现在开始后悔了，那时真不应该不要孩子，多难多苦也没有没孩子痛苦难熬啊。"

那之后花姐和爱人去做试管婴儿了，断断续续会有些联系，好像第一次失败了，还在努力做第二次。过了一年，我正在值夜班，忽然花姐的爱人出现在我的诊室。他焦急地告诉我，花姐因为严重的心律失常在其他医院治疗效果不好，转院过来了，让我帮忙去看看。

再次看到花姐，她非常憔悴，见到我，眼泪默默地流了下来，拉着我的手对我说："医生说这次试管成功概率很大，可你看谁想到心脏又出了问题，这次努力全都白费了，我真的好后悔啊，不应该不要那个孩子。"心脏的问题解决后，花姐出院了，这之后我再也没有她的消息，今天看到这对喜极而泣的夫妻，我想花姐是不是也已经这样开心过了，有了自己的宝宝，也能一家三口幸福地生活在一起。

曾经的放弃也许就是你一生的痛，可当时的你却浑然不知，多年以后，当你蓦然回首，却发现失去的却是那么的珍贵。在人的一生里，会面临很多选择，一旦你选择了，就没有了后退的机会，林清玄在《和时间赛跑》里说：“时间里的事物，都永远不会回来。你的昨天过去了，它就永远变成昨天，你不能再回到昨天。”

所以在做人生重大决定之前一定仔细思量，权衡好利弊，要看到你自己的本心，不要被金钱诱惑，不要为权势折腰，要吃得了辛苦，扛得住压力，要记住，在时间的大钟上，只有两个字“现在”。珍惜当下，珍惜生命中的每一次选择，不要让你的放弃成为你生命中永远的痛。

下一节里，讲的是我在妇产科工作时对我影响很大的几位医生的故事。她们一直兢兢业业地工作在妇产科的不同岗位上，她们相同的地方就是她们都热爱妇产科工作，在她们的身上我看到了医生默默的奉献精神。

3.8

令我难忘的几位妇产科医生

在我踏入妇产科工作的第一个年头里，几位妇产科医生给我留下了非常深刻的印象，她们的言行对刚刚参加工作的我产生了很大的影响，满满的正能量，她们是让我终身受益的老师。

第一位医生是表情严肃的张医生。

在妇产科工作的第一年，新人要在每个部门轮转学习，计划生育门诊接待我的就是张医生，她 40 多岁，卷曲的短发，看起来有些严肃。我赶紧和她问好，她抬起头，从一副黑边眼镜的下面看着我："小秋来了，这一个月，上午去人流室，跟着学做手术，下午和我出门诊，手术室没手术时也和我出门诊。听说你上学期间就入党了，好啊，看来是个上进的年轻人。去吧，上午去人流室，今天手术挺多的。"之后科里党员开会的时候，我知道了张医生也是一名党员。第一次见面，她严肃的表情让我备感紧张。

上午去完人流室，下午和张医生在门诊一个接一个地看病人，不知不觉就已经四点半了，在等一个病人去化验的工夫，我和张医生终于有点时间去洗手和喝口水。张医生问我出完今天的门诊有什么感觉。我感慨地说："人们为了要孩子和不要孩子都在做努力，怀不上孕的着急，意外怀孕不想要的也着急，如果大家的要求能互换一下多好啊。"

张医生给逗乐了，说：“人活在世上并不是事事都顺心的，总有不如意的事。咱们这个行业想想都矛盾，一边想办法帮人怀孕，和她们一起迎接新生命，另一方面又做流产，帮着她们把那些小生命扼杀。各种各样的事这么多年我见得多了，人都有无可奈何的时候。咱们做医生的不能陪着病人哭陪着病人笑，只能把这些感觉深深地藏在心里，尽力帮助她们，让她们的身体和心理少受伤害。”

她想了一下，又说：“有一次一个年轻的姑娘药流后大出血，我当时想尽快地帮她清宫止血。做完手术出门时我听见门外有人在议论，说那姑娘多么可怜，你看医生一脸严肃，直接就把姑娘带到手术室了，多点同情的话都不说。

“你知道当时那姑娘出血有多少，脸都白了，当时最重要的就是尽快止血。如果医生和家属一样焦急慌张、不知所措地说同情话，那谁来保持清醒的头脑去快速处理病症去手术。我在这计划生育门诊工作十多年了，哪一个来做流产的是兴高采烈的，我也不能面对心情不好的病人哈哈大笑，时间长了我的表情就成这样了，严肃。”张医生冲着镜子特意笑了一笑，我都觉得她笑的表情不自然。

张医生又说：“羡慕你们能在病房工作，能感受到病人康复后的喜悦，还有迎接新生命的快乐。我因为专业和学历的影响，就是一个门诊医生，真的都开始盼退休了，我怕我每天严肃的表情让脸上肌肉都僵硬了，将来都不会大笑了。”

这时看着张医生严肃的表情，我觉得这张严肃的脸非常值得尊敬。

第二位是有秘密的崔医生。

崔医生是我在产科门诊时跟着学习的医生，那天我们看了 5 个怀孕 3 个月的孕妇，每个人的情况都不相同，有按正常周数妊娠的、有双胞胎的、有葡萄胎的、有胚胎停育的和怀孕周数小于孕周的。崔医生问我："小秋，看了这 5 个怀孕 3 个月的孕妇，有什么感受？"我说："真的没想到怀孕 3 个月建档能有这么多情况出现。"

崔医生说："我们做医生，就是要尽量想到每一种情况，然后做化验和检查是为了鉴别诊断，最后达到确诊的目的。你看现在各种检查很多，病人也觉得越高级越贵的检查越好，一到医院就想做化验、CT 和核磁，这是不正常的。"

崔医生接着说："我们作为医生，千万别因为有这些辅助手段而忘记了我们应该做的。认真地检查病人，望触叩听，是我们获取诊断信息最直接的手段。然后根据检查情况去思考和判断病人的疾病情况，根据需要再开据检查项目用于鉴别诊断，但绝对不能被辅助检查所绑架，而丧失我们作为医生的思考和判断。小秋你要记住，我们是医生，是用脑给病人看病的医生。"

崔医生又说："什么是经验丰富，就是你看到病人来了，问病史做查体，心里就有数了，知道她是哪种病引起的，或是哪几种病，这些就是经验，这是在漫长的行医道路上一点点积累起来的。而不是病人来了先开一大堆化验检查去筛查，完全依靠这些化验检查去找病人的病因。"

"好好想想，什么是医生，你要做一个什么样的医生。"崔医生对我说。听完崔医生的话，我很清晰地知道我要做什么样的医生，但要成为这样的医生还需要我长期坚持不懈的学习和积累。

"您为什么选择做妇产科医生呢？"不知怎么我冒出了一句话。

崔医生想了一下，说："也不是什么秘密，我小时候一次意外事故，子宫穿通伤很严重，修补不了就切除了，我永远也不能孕育宝宝。医学院毕业时我就想我自己不能生宝宝，但我可以做妇产科医生，帮助更多人生宝宝，这 30 多年看见一个又一个新生命的诞生，也算是完成了我的一个心愿。"

我不禁想起大学时有一个同学，她的爷爷、爸爸和叔叔都是因为恶性肿瘤去世的，她立志要在肿瘤专业读研。毕业后她如愿考上了肿瘤专科的研究生，选择继续学习，希望通过自己的努力能帮助和她亲人一样患恶性肿瘤的人。

我是家里3个孩子中最不听父母话的，但在考大学填报志愿时没有反抗，听了我妈的建议，报的都是医学院。应该是和我小时候有一次牙疼的经历有关。当时疼得要命，含着凉水一夜没睡，第二天牙医利索地帮我解决了牙疼，我感觉整个人一下子都变好了，那种一下子被解除了痛苦的印象太深刻了。

选择做医生的原因各种各样，但因为这样的选择，我们才有了这么多优秀的医生，她们在实现自己心愿的同时，也使更多的病人受益。她们的坚定和执着，使我们的健康得到守护。

第三位是“拼命三郎”刘医生。

产科门诊结束后，我来到了妇科门诊。来之前，门诊的护士就已经给我打好预防针，这个月在妇科带我的老师是刘医生，她有一个绰号叫“拼命三郎”。曾经因为病房有医生忽然生病没人替班，刘医生就连上了两个白班两个夜班，战斗力非常强。护士告诉我，头天晚上早睡觉养精蓄锐，上班前一个小时喝好水，上岗前上好厕所。妇科病人多，工作时间刘医生会一气呵成，看病人没有间断，没有喝水和上厕所时间。听到这些，我反倒很兴奋，学习阶段，就是需要这样的高强度高压力。

早上上完厕所，七点四十分我已经在妇科诊室里了。两张妇科检查床放在屋子北面，在屋子南面有两张桌子和四个凳子，桌子上面有各种各样的检查单。西边靠墙还有一个长条桌子，上面放着镊子罐和消毒器械盒。还有没打包的消毒包，估计是消毒手套一类。打开一个抽屉，里面有一次性手套、避孕套，还有成盒的玻璃片。另一个抽屉里面装着满满的一次性妇科检查用的窥器，最后一个抽屉里是检查时垫在下面的一次性检查垫。我又在靠墙角的地方发现两个大纸壳箱子，里面是窥器和成包的检查垫，我知道抽屉里没有了就从这里拿。侦察好工作的地形和用的东西都放在哪里，我的心也就踏实下来。

七点五十五分，我就听见门外传来非常清脆和利索的说话声。“妇科诊室每次进来两个病人，行动不方便的可以有一个家属陪着。出去一个病人再进来一个病人，大家挂号条上都有号，按照号来，我知道大家都想早点看好病，按照我说的保证节省你们的时间。”

话音未落，一个看起来40岁出头的女医生走进来，两个大眼睛非常有神，瓜子脸，面貌非常秀丽，但不知为什么，从她的表情动作上我却看到了一种属于男性的果断和刚毅。

在她后面还跟着一个30多岁的女医生。刘医生对我说：“是秋医生吧，我是刘医生，这个月在妇科门诊你跟着我，一个月时间没问题，基本病种都能见到。这是咱们科的陈医生，这个月就咱们三个人并肩战斗了。”她向我介绍她后面的医生。我和陈医生互相问了好。

果然和门诊护士说的一模一样，上午看病人一直到12点20分。40分钟去食堂吃饭补充水分，然后上厕所，时间紧紧张张，下午1点准时进入工作。最后一个病人是5点的时候到的，是一个怀疑宫颈癌的病人，她真的去了肿瘤医院，那里的医生肯定地说是宫颈癌，她就赶紧回来了，还是在家附近做手术踏实。刘医生又给她取了活检，打电话让病理科的人等一下病人，让我把其他检查单开好。病人非常感激地离开了。

我忍不住问刘医生：“今天看了这么多病人，您是怎么一直保持心平气的态度来耐心解释的，而且我发现您好像一点也不疲劳，还有为什么大家叫您‘拼命三郎’啊？”

听完我一连串的发问，刘医生给出了出乎我想象的答案。

她说她出生的时候爸爸妈妈非常希望是一个男孩，而且在她以后妈妈也没有能再怀孕。她懂事之后能感觉到爸爸妈妈特别想要却没有一个男孩的遗憾，于是就拼命学习，帮父母做家务，主动地做所有能做的事情，希望自己像一个男孩子一样顶天立地，好让父母开心。

医学院毕业后本来可以去更好更大的医院，但她想和父母离得近便于照顾父母，就到了这家医院。这么多年拼命把事情做好已经形成了习惯，所以对这样的工作强度和对病人的耐心都已经习以为常，她也不觉得累。

我理解了刘医生“拼命三郎”这个绰号的由来，是她一直坚持不懈的刻苦和努力，才让她在高强度的工作中如此镇静和从容。刘医生一天一共看了110个号，各种各样的病人，随时变换的思路，下班时我感觉自己整个脑袋都是木木的。

晚上吃完饭，拿起书把今天几个疑惑的地方仔细看了一下，早早就进入了梦乡。在梦里，我看到自己正在看病人，有着和刘医生一样充沛的体力和耐心。

妇产科的故事到这里就结束了，在下面的章节里将介绍妇产科超声的知识，妇科超声和产科超声都能看些什么？如何读懂妇产科报告单？妇产科临床和超声的关系密不可分，相信这些内容肯定对你有帮助。

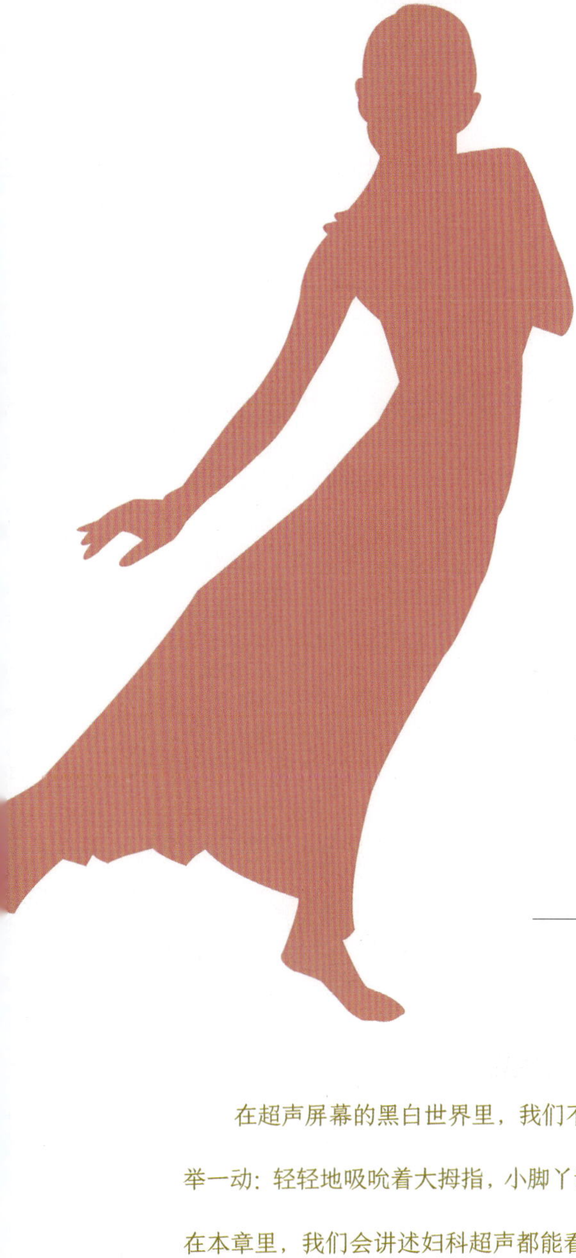

CHAPTER 4

妇产科超声篇

在超声屏幕的黑白世界里，我们不仅可以诊断妇科疾病，还可以看到宝宝的一举一动：轻轻地吸吮着大拇指，小脚丫调皮地踢着妈妈的肚子，还不时地打个哈气。在本章里，我们会讲述妇科超声都能看到什么，并且带你全程感受一次产科超声，最后和你一起读懂妇产科超声报告。

4.1

妇科超声都能看什么

妇产科的临床工作和超声的关系非常密切，究竟有多密切，我们可以看看妇产科医生工作时说的话。

“怀孕了，您需要做个超声检查，确认是宫腔内怀孕还是宫腔外怀孕。”

“妇科检查时发现您左侧附件区有一个包块，需要查个超声确认一下是不是卵巢上的肿物。”

“您的月经紊乱，我们要了解一下子宫内膜的厚度，需要做一个超声检查。”

“想确认排卵的具体时间啊，最好的方法是连续进行超声排卵监测。”

“产检超声不是做完一次就不需要查了，整个孕期都是有超声监测的，要在特定的周数做超声检查。”

“和超声医生联系一下，下午做那个病人的超声引导下穿刺。”

……

先说一下大家经常会问超声医生的一个问题：“我做的超声是彩色的还是黑白的？是二维的还是三维的？”

超声的图像是由检查不同部位的不同亮暗程度形成的，也就是超声报告里的各种回声来做诊断的，就是咱们经常看到的黑白超声图像。医生通过不同亮暗程度来判断组织结构的位置、大小和特征。比如说胎儿大小（图 4-1）、子宫的位置、大小和子宫内膜的厚度。

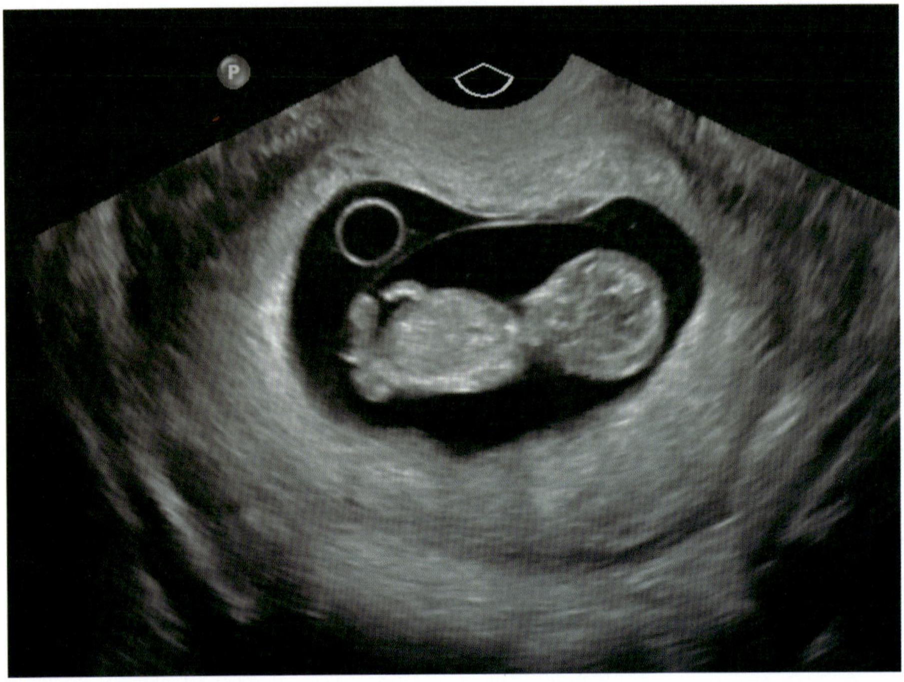

图 4–1　孕 10 周胎儿的二维图像

在这个分辨了组织结构的基础上，我们说的彩色超声，实际上是可以看组织的血流分布情况（图 4-2）、心脏血管内的血流情况、测量血流速度和一些参数。实际上彩超就是在黑白超声组织图像的基础上可以看组织的血流，而不是说图像的颜色是彩色的。超声仪器有伪彩的功能，可以把黑白的图像变成黄色的、蓝色的等，但这和我们真正的彩超是两个不同的概念。现在无论是进口的还是国产的超声仪器，彩超在各级医院已经很普及了。

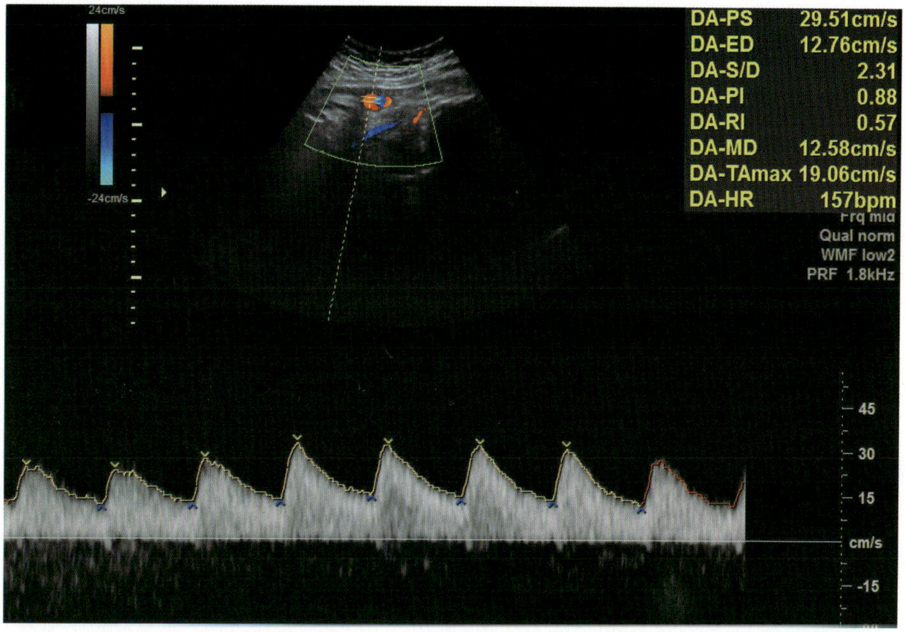

图 4-2 脐动脉的彩色血流频谱图像

看超声报告描述中的各种回声会让病人看的一头雾水，下面介绍一下各种回声对应的组织结构。

强回声在黑白图像里是最亮的，也就是看起来颜色最白的，例如阴道气体和宫内节育环。高回声是亮度略低些，颜色略黑些，例如血管壁。中等回声是中等亮度，颜色再黑些，例如子宫肌层。低回声是亮度继续减低，颜色黑的程度继续加重，例如大部分的子宫肌瘤和淋巴结。弱回声就是接近最暗的亮度，例如缓慢流动的血液和子宫内膜异位囊肿里的陈旧血液。无回声就是纯净的液体，在图像里是最黑的，例如卵泡囊肿里的图像。

回声由高到低，颜色由白到黑，也是由气体到固体再到液体的一个顺序。在超声报告中实性回声就是固体成分，囊实混合性回声就是既有固体又有液体成分，单纯的囊性回声就是液体成分。看不懂这些回声也没有关系，临床医生也不能完全看懂，重要的是看超声报告诊断那几行，特别是医生最后写的考虑什么什么病，这个是整张报告的精华部分。

下一个问题是关于二维还是三维超声的问题，特别是产科超声，这个问题提得最多。二维超声图像是基础，也是医生动态检查做出诊断的根本，临床超声诊断应用最广泛的就是二维检查。三维、四维超声检查可以为一些复杂声像结构的判断提供信息，但目前却不能替代二维超声。

X 线片、CT 和核磁共振检查是技术人员拍片，医生看片子做诊断；而超声检查是医生一边检查病人获取实时图像，一边思考病情，并通过获取平面的图像在头脑中形成一个立体的图像，做出对检查部位的诊断。超声诊断依靠的是实时的检查获取信息，技术再高超的专家也要亲自检查病人，或者看病人详细的动态图像，仅仅通过静态的超声图片是无法做出准确诊断的。

我还记得刚刚从妇产科临床到超声科工作时，在老家的父亲很担心地打来电话对我说："做超声医生就像扫雷兵，是打头阵的，你得能发现病人的问题，如果看不出来怎么办啊？你妇产科医生当得好好的，为啥要选择这么危险的工作啊？"确实如此，如果出现漏诊误诊，无论对临床医生还是病人，超声医生都是要负责任的，这也注定了超声医生的工作态度必须谨慎细心，诊断思路更要清晰全面。

先说说妇科超声都能看什么。

在子宫体部和子宫肌层方面，超声可以看先天性子宫畸形，就是之前咱们说的无子宫、双子宫和子宫纵隔等这些先天性的异常，还可以看子宫肌腺症、子宫肌瘤、子宫肉瘤、恶性葡萄胎、绒毛膜癌和子宫肌层囊肿。超声可以诊断畸形的类别，可以判断子宫病变的位置，测量大小，评估病变内血流分布情况。图 4-3 为正常前位子宫阴道超声检查的图像。

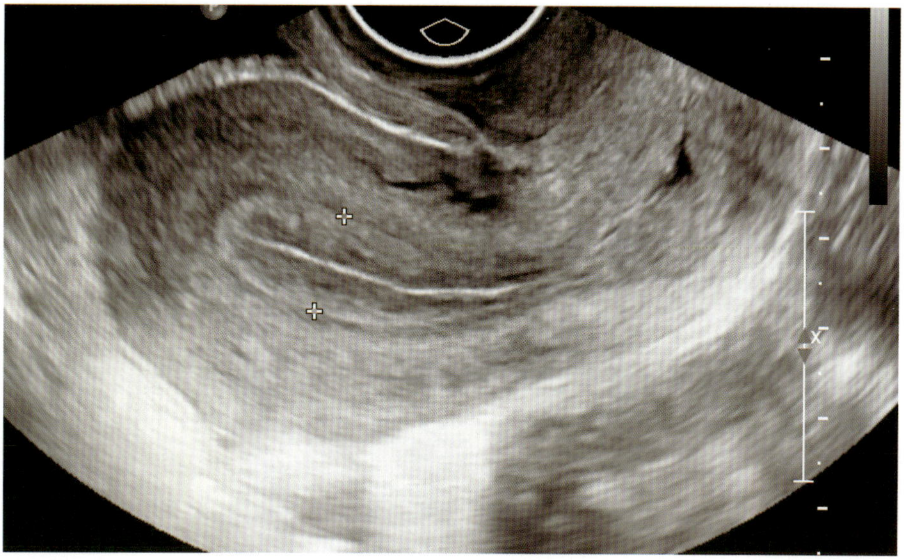

图 4-3 正常前位了宫阴道超声检查的图像

子宫腔和子宫内膜上超声可以诊断葡萄胎、子宫内膜息肉、子宫内膜增生过长、子宫内膜癌、人工流产和药物流产后组织残留、子宫穿孔、子宫腔及宫颈粘连和宫内节育器。

子宫颈病变超声可以看慢性宫颈炎、宫颈肌瘤和子宫颈癌，慢性宫颈炎包括宫颈肥大、宫颈纳囊和宫颈息肉。

卵巢的超声诊断内容包括卵巢瘤样病变、良性肿瘤和恶性肿瘤。其中瘤样病变包括卵泡囊肿、黄体囊肿、黄体血肿、多囊卵巢、卵巢过度刺激征和卵巢子宫内膜异位囊肿。良性卵巢囊肿包括卵巢囊腺瘤、成熟畸胎瘤、卵巢纤维瘤等。恶性肿瘤包括浆液性囊腺癌、黏液性囊腺癌、未成熟畸胎瘤和卵巢转移瘤等。图 4-4 为正常双侧卵巢的图像，黑色圆形的区域是卵泡。

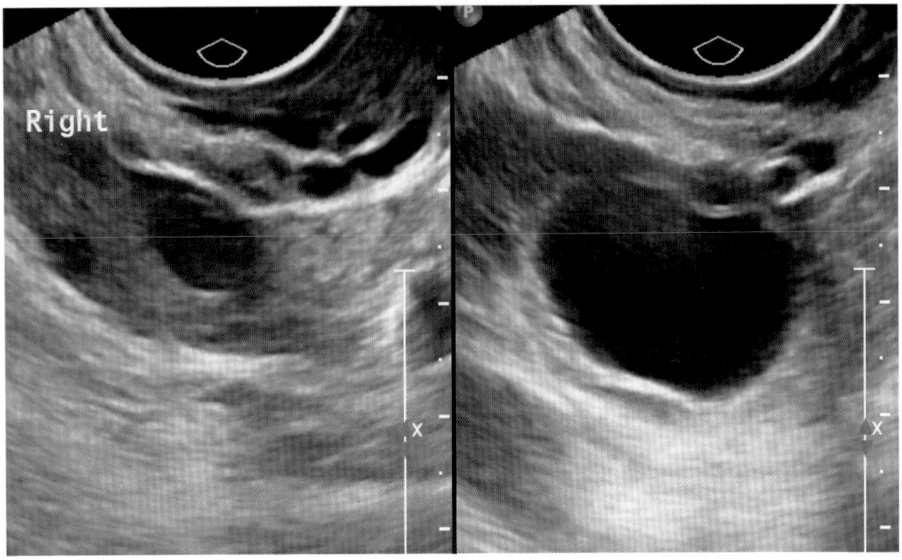

图 4-4　正常双侧卵巢的图像

输卵管超声可以发现输卵管积水、输卵管卵巢脓肿、盆腔积液和积脓，对输卵管癌早期诊断困难。

在外阴和阴道方面可以发现先天性处女膜闭锁、阴道壁囊肿、阴道肿瘤和阴道异物。

对于盆腔病变超声可以发现盆腔子宫内膜异位病灶，子宫切除术后的阴道残端血肿、盆腔积液积脓。对盆腔血管的瘀血综合征和动静脉畸形也可以做出诊断。

在人流术、上环取环术、清宫术、宫腔穿刺等很多手术中，超声在术中进行监测，保证了手术的安全。在腹腔镜手术中，有专门的腹腔镜超声探头，通过腹壁的小孔进入腹腔，可以发现子宫后壁和肌壁间不容易发现和定位的肌瘤，为手术提供非常大的帮助。

输卵管超声造影是一种没有放射线危害，检查输卵管通畅性的方法，特别是四维输卵管超声造影提高了图像清晰度和诊断准确率。还有超声引导下子宫肌瘤的射频消融治疗，不需要开刀就可以对适应证合适的病人进行治疗。

用一句话总结，超声是通过图像来做诊断，是组织和脏器的大小和结构发生了肉眼能看得见的改变，超声才能看得见。当患有轻度的盆腔炎时，子宫和双附件大小和回声还有血流信号没有发生明显的改变，那超声就诊断不了。但如果出现了输卵管积水或积脓这些形态学改变的炎症表现，超声就可以诊断。

还有妇科疾病的复杂性，例如妇科急诊病情变化快，超声图像改变也快，这时候需要超声复查动态监测，有时病人会非常不理解，刚才查超声没事，怎么现在又有事了，那是因为病人的病情也在变化，超声检查只是在检查当时的状态。

还有一些图像相似但诊断结果不同的，也需要以复查的方式追踪诊断。例如有些黄体囊肿的图像和畸胎瘤、子宫内膜异位囊肿，甚至恶性肿瘤非常相似，很难鉴别，就可以采用复查的方式观察，黄体囊肿是可以自己吸收消失的，而其他几种情况是不会消失的。

超声检查对妇科恶性肿瘤的侵犯和转移，对肿瘤盆腹腔种植病灶和淋巴结转移的检出和诊断准确性有限，对癌肿的分期帮助也不大。

妇科超声诊断和病人的病史也密切相关，例如一个妇科急腹症，有停经史和没有停经史的病人，同样附件区包块和腹腔积液的超声图像考虑诊断的方向就会不一样，有停经史会考虑宫外孕，没有停经史，会考虑黄体破裂。

受超声仪器分辨率和超声医生经验和思维的影响，超声诊断的准确性也会受到影响。总之，病人积极全面地提供病史，医生细心、谨慎、全面的检查和思考，才能得到一个最客观和准确性高的超声诊断结果。

无论超声能看到多少，对妇产科临床医生来说，超声也只是一个辅助诊断的参考意见，不能完全依赖于超声检查的结果，病人的病史、临床表现、查体的结果，其他化验检查的结果都是医生应该综合考虑的方面，加上自己的经验和思考，最后得出的才是最客观准确的诊断，是对病人最负责任的诊断。

无论何时，医生在不同的工作岗位上都要牢记自己的职责，头脑清醒，不要过分依赖也不要过分轻视合作科室提供的信息，做好自己的本职工作，担负起自己岗位的重任。牢记使命，不忘初心。

了解了妇科超声能够看些什么，在下一节里我带大家一起做一次产科超声检查，在医生的指导下，和肚子里的小宝宝来一次亲密的对话。

4.2

带你全程感受一次产科超声

在和大家一起开始产科超声检查之前，我们还是先了解一下产科超声都可以看些什么，做超声检查对孕妈妈和宝宝都有什么帮助。

产科超声的检查一共包括三个方面，一是观察胎儿形态结构有没有发育异常，二是测量胎儿大小，判断胎儿生长状况，三是了解胎儿附属结构，包括胎盘、脐带和羊水有无异常。

对于一个非常顺利的孕期，超声检查在早孕时期，就是怀孕12周末之前，可以确认妊娠囊是不是在宫腔内，是单胎还是多胎，多胎的还可以确认多胎类型（图4-5）。妊娠在第13周至第27周末为中期妊娠，第28周以上为晚期妊娠。中晚期妊娠超声检查要检测胎儿生长发育情况，测量胎儿大小，估测胎儿体重，并且要了解胎儿各器官构造及胎盘、脐带和羊水情况。在妊娠晚期，胎儿生物物理评分评价胎儿宫内缺氧，对临床的帮助特别大。

产后6周子宫恢复到怀孕前的大小，超声检查可以监测子宫肌层、子宫内膜和子宫腔的情况，并且可以对剖宫产术后切口的愈合情况进行检查。

当妊娠出现异常情况的时候，妊娠早期超声可以发现异位妊娠、流产、胚胎停育。妊娠中晚期超声可以发现胎死宫内、胎儿宫内发育迟缓、巨大胎儿、子宫颈机能不全，还有各种各样的胎儿畸形和胎盘脐带羊水的异常。在产后，

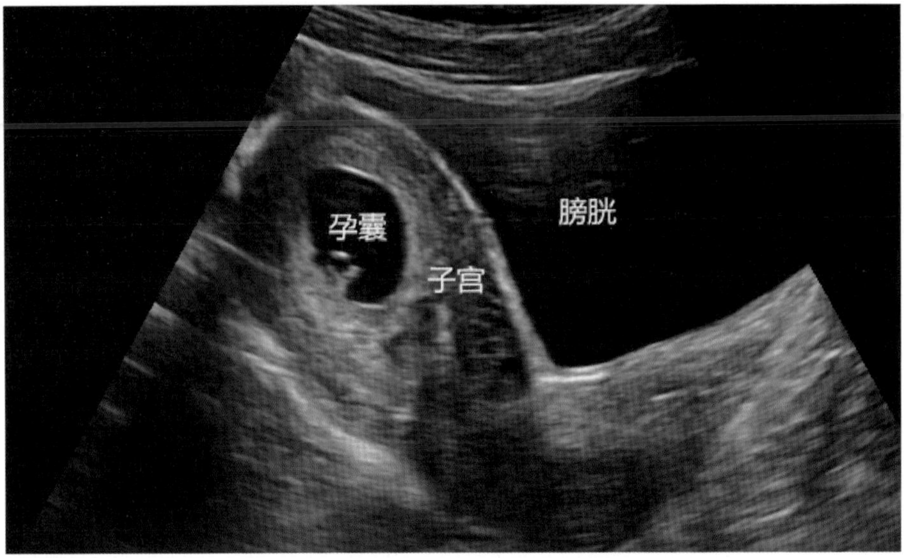

图 4–5　经腹部检查早孕时的超声图像

对胎盘胎膜残留、胎盘植入、手术切口的血肿超声能做出快速地诊断，并可以监测胎盘胎膜残留的清宫手术。

对于胎儿畸形，大家对近年来社会新闻中提及的唇裂、肢体缺失和胎儿先天性心脏病相对比较熟悉，其实胎儿身体的每一个部分都有可能在发育中出现异常。这些年我们国家在优生优育上做了大量的工作，其中就包括产科胎儿超声筛查。

国家卫计委规定 18 ~ 24 周超声应该诊断的六大致死性畸形包括：无脑儿、严重脑膨出、严重开放性脊柱裂、严重胸腹壁缺损伴内脏外翻、单腔心、致死性软骨发育不良。其余的异常情况，请大家和我一起做一次产科超声检查，我们边看边说。

给孕妇做检查时，我会让孕妇也看到超声图像，当然看宝宝生殖器的时候，不能让孕妇看，也不能说，这是国家的计划生育规定。

在孕 22 周左右和 28 周时，胎儿在子宫内活动度好，而且胎儿各个组织结构发育和分界也比较清楚，所以有两次非常重要的胎儿异常超声筛查，22 周那次俗称大排畸，28 周那次俗称小排畸。等胎儿再大了，到了妊娠晚期，宫腔里空余的空间小了，胎儿活动度也小了，有些部位医生想看也看不到了，超声医生更注重的是胎儿大小的测量、胎盘成熟度的检查、羊水量的监测。

我们的产科超声筛查开始了。“这个圆圆的亮亮的是宝宝的颅骨回声，里面就是宝宝的头部结构。”我边和孕妇说，边仔细地看颅脑的结构，要排除外脑积水、无脑儿、脑膨出、全前脑等一系列畸形，同时要测量胎儿头的双顶径和头围（图 4-6）。

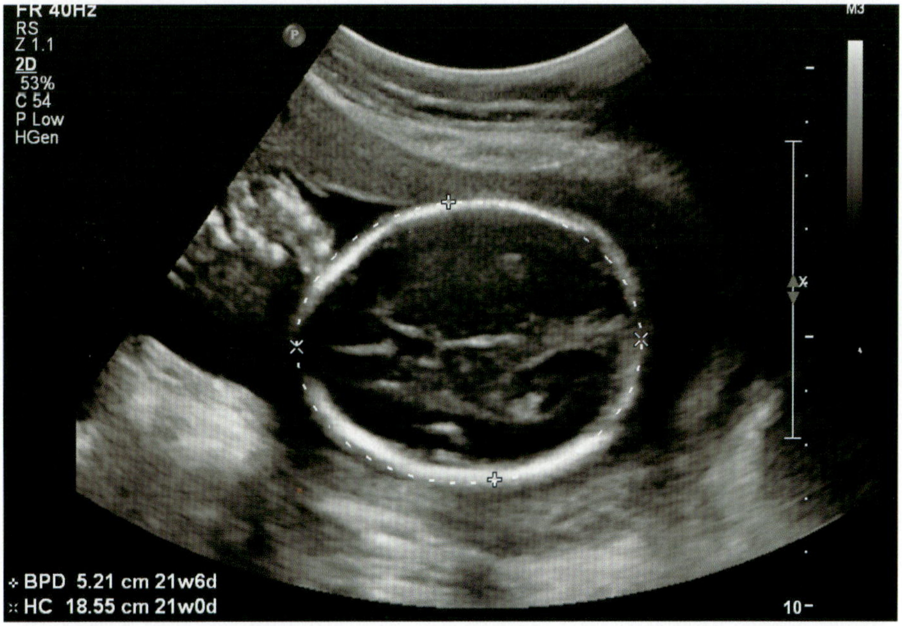

图 4–6　胎儿双顶径和头围测量切面的图像

“看，这是宝宝的脸，这两个黑黑的圆孔是宝宝的眼眶，这个阶段宝宝是不睁眼睛的，这个是两个鼻孔，这个是上嘴唇。”我在脑海里要迅速地排除独眼、鼻骨缺失、单鼻孔、唇裂这些和面部相关的异常。胎儿耳朵显示比较困难，隐形唇裂及腭裂没有特征性的超声表现，超声无法检查出来。

“这长长的一排亮线是脊柱。”这个时候孕妇都会说好清楚啊。这时我在忙着横切面、纵切面仔细排查有没有脊柱裂和脊膜膨出，有没有脊柱侧弯。向下开始看胎儿的两条腿，“这个是宝宝的大腿骨，也就是股骨，我们要测量一下。”我开始测量股骨的长度（图 4-7）。同时要把两条小腿两个小脚丫都看清楚，排除有没有胫腓骨的缺失，有没有足内翻。

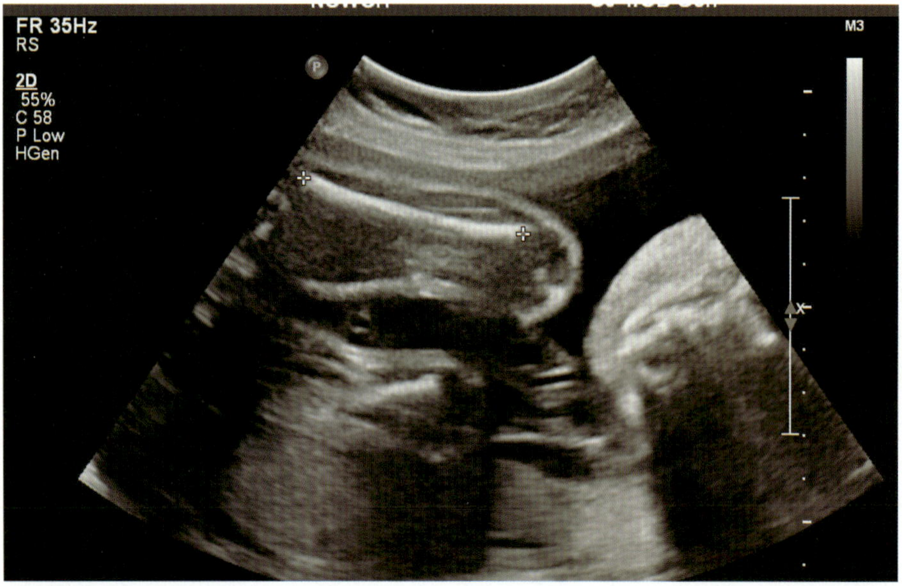

图 4–7　胎儿股骨测量切面的图像

然后是宝宝的两个胳膊，“看，宝宝最喜欢的姿势，把两只手放在头的两侧。”然后在孕妇看宝宝的喜悦中，我看宝宝有没有尺桡骨的缺失，有没有手形的异常。“看，这个跳动的是胎儿的心脏，我们测量一下胎心跳动的次数。”我不停地调整合适的角度，观察心脏在胸腔的位置和所占比例是否正常，仔细地看四腔心切面、大血管切面、主动脉弓切面一系列要检查的内容，如果发现有异常，要请专门做胎儿心脏的医生进一步确诊。

同时还要检查有没有膈疝，有没有先天性肺腺瘤样囊肿，有没有隔离肺。先天性心脏畸形的胎儿出生后病死率非常高，手术费用对每个家庭来说也是非常大的负担，所以对先天性心脏病的诊断都十分关注。但不是所有的心脏异常都能被超声检查发现，在胎儿期宝宝不呼吸，有特有的动脉导管、卵圆孔结构，血流状态和出生后有区别。虽然目前先天性心脏病在产前的诊断率逐年增加，但单纯性先心病诊断率还是比较低，而且和检查医院的技术力量有很大关系。

“向下我们到了宝宝肚子的部分，这个黑色的部分是胃泡。”在胃泡和脐静脉切面上我测量了宝宝的腹围（图 4-8），同时也要排除十二指肠闭锁、肝囊肿、脐静脉发育异常。

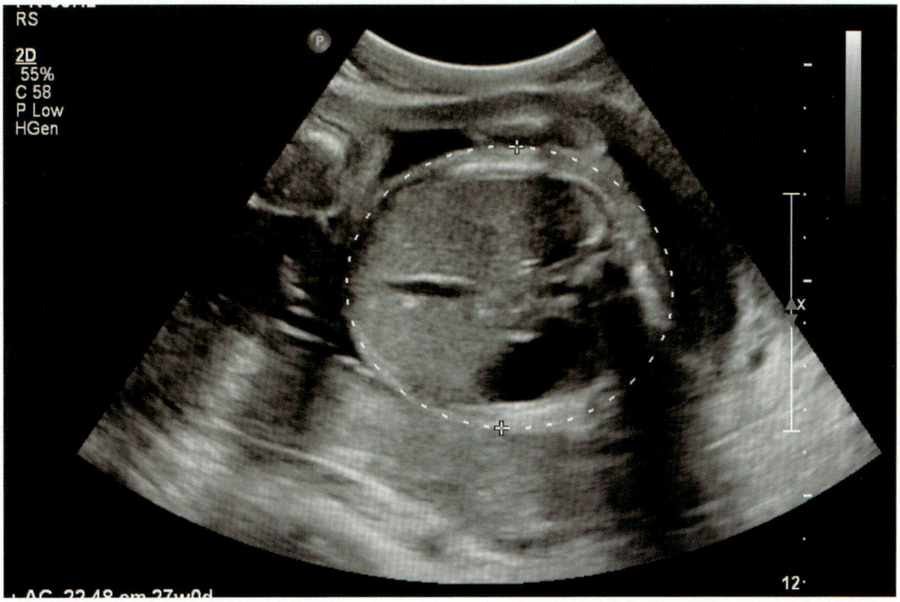

图 4–8　胎儿腹围测量切面的图像

“这是脐带进入宝宝身体的部分。”在这里我要看有没有脐膨出，同时观察宝宝两个肾脏的大小和位置，有没有肾积液和肾囊肿，有没有输尿管扩张。同时在膀胱的两侧观察脐动脉的个数，正常的脐带里有三根血管，一根脐静脉和两根脐动脉，如果只有一根脐动脉就要诊断单脐动脉。

再默默地把宝宝生殖器检查完，长呼一口气，宝宝整体看完了，最后从上到下再把宝宝整个扫查一遍，确认没有问题后开始测量羊水，看胎盘位置和回声，晚期还要对胎盘成熟度分级，要看有没有前置胎盘、副胎盘、轮状胎盘、前置血管等，还要观察脐带进入胎盘的位置，有没有球拍状胎盘。

“现在我们看宝宝的脐带。”最后观察漂浮在羊水中的脐带，进一步确定脐血管的数目，看有没有脐绕颈绕身，测量脐动脉的血流频谱。脐带真结在产前超声诊断非常困难。“怀孕之前有没有子宫肌瘤和卵巢囊肿啊？”最后我都会问孕妇一下，然后把子宫周边和附件都仔细看一看，以防在此之前有漏诊。

最后时刻，翻到超声仪器的报告页，上面有宝宝大小的超声孕周和估测的体重，供医生和孕妇参考。“我都没怎么长体重，小家伙倒是长了这么多。”然后在孕妇的惊叹声中愉快地结束了检查。

超声检查估测胎儿大小是依据四个测量值，就是上文中提到的胎儿双顶径、头围、腹围和股骨长度，但胎儿的胖瘦却是没有客观的数据测量，所以超声估测的体重有一个上下波动的范围，而且有一些宝宝出生后的体重会超出这个范围。

孕妇离开时都会对我连声说谢谢，也许是我的耐心和讲解让她们感受很好。但她们不知道的是在检查的过程中，我飞速转动的大脑在排除着胎儿一处处可能存在的险情。在和孕妇说“目前检查胎儿结构上没有发现异常，但胎儿生长发育是一个动态的变化，接下来还是要按照医生的要求定期检查”

的时候，孕妇得到的是一个技术含量非常高的正常的结果。

我想起病人在门诊时经常会说的一句话，什么事都没有，白花钱看病了。可是你知道在确定你没事的过程中，是医生在使用医学知识和经验，一步步思考着解开你出的问题吗？你拿到结论的时候医生已经帮你排除了很多种可能性，这能说是白看病了吗？

在所有周数的检查中，12 周的检查应该是最适合孕妇和家人看的，孩子轮廓已经清晰，而且整个宝宝都在一个屏幕上，活动都看得见。等到宝宝慢慢长大了，屏幕上的图像显示的就是宝宝的一个部分，如果体位好，也能看到一些局部清楚的样子，但如果体位不好，医生看得都费力，估计非专业人士就更看不出是什么了。总之看见宝宝在那里，不管能不能看懂图像，感受就好，相信宝宝也能感应到你在看着他。

如果怀孕时孕妇不开心，她的身体就会分泌一些不好的激素，通过血液流到胎儿体内，从而影响宝宝，宝宝也会不开心。孕妇生气，或者情绪不好时来做检查，脐带血流的测量值明显受到影响，而且宝宝的表情可能也是十分难过的。所以，怀孕期间孕妇保持愉快的心情，充足规律的睡眠，母体通过脐带提供给宝宝胎盘的血流的养分就会丰富，宝宝就会生长发育得棒棒的。

了解了妇科超声和产科超声的知识，在下一节里我和大家一起读懂妇产科超声报告单，发现报告单里的重点内容，可以更好地和临床医生沟通和交流。

4.3

教你如何看懂妇产科超声报告单

和妇产科密切相关的检查就是超声检查了，病人往往拿到一张妇产科超声报告单，看着上面的文字、字母、数字一头雾水，其实心里很想了解自己检查的情况，虽然医生也会给看报告，告诉病人这个检查结果正不正常，有什么问题，但作为病人自己还是想多了解一些具体的情况，确切地说，自己也想明白报告单上面都说了些什么。下面我就拿一些具体的报告单分析一下，教大家如何去看报告单上的内容，这样在看诊的时候才能有针对性的询问医生报告单上的问题。

报告单的最上面填写的是个人信息，包括姓名、年龄、病历号这些，如果是产科报告单，还会有末次月经时间和现在的孕周数。再往下看会有张数不等的超声图片，一般是一张或两张。图片下面就是超声描述，也就是此次超声检查的内容，包括文字描述和测量的数字结果，在报告单的下方是超声诊断，这是对上面超声描述的总结部分，也就是这次检查的最终结果。根据检查具体情况，有需要的时候超声医生会给出建议意见。在报告的最下面，有超声检查时使用的仪器型号，还有检查医生的签名和日期。不同医院的格式有所不同，但包含的内容就是这些。

超声描述包括三部分内容：第一部分是超声影像的描写，包括检查部分器官的大小、形态和回声等，由文字和测量的数字组成；第二部分是描写组织器官的血流分布，写血流情况时前面会有英文字母 CDFI；第三部分描写血流的频谱，可以帮助判断是动脉还是静脉，写频谱情况前有英文字母 PW，通过测量血流速度（PSV）、收缩期和舒张期比值（S/D）、搏动指数（PI）和阻力指数（RI）等来表达血流的特点。第一部分影像描述在每一份超声报告中都是必须有的，第二部分和第三部分根据检查情况的需要书写，如果检查都是正常的，很多医生就省略后两项不写了，但如果检查结果有异常，对异常部位的血流检查和频谱测量是必不可少的。

我们先来看一份正常的妇科超声报告单。

超声描述：子宫前位，大小正常，表面平整，肌壁回声均匀，宫腔线居中，内膜厚度 0.6cm，宫腔内未见明显异常回声。左卵巢长度约 2.4cm，右卵巢长度约 2.7cm，回声未见异常。盆腔未见明显游离液。

超声诊断：子宫双附件未见明显异常。

所有的异常报告单也都是基于这个基础之上，所以我们先来看懂正常的报告单。这个报告单包含了三个部分，我们逐一分析。

第一部分是描述子宫的：子宫前位，大小正常，表面平整，肌壁回声均匀，宫腔线居中，内膜厚度 0.6cm，宫腔内未见明显异常回声。上述的描写都是正常的，子宫内膜厚度是随着月经周期变化的，我们要结合月经周期看。

第二部分是描写双附件的：左卵巢长度约 2.4cm，右卵巢长度约 2.7cm，回声未见异常。正常的输卵管超声检查是不显影的，所以正常的双附件描述里只有卵巢。

第三部分是写盆腔的：盆腔未见明显游离液。这一部分描写子宫和双附件周边的盆腔是否有积液。

无论是子宫体、子宫颈、子宫肌壁还是子宫腔有问题都会在第一部分里描述，例如：（正常描述部分略）子宫右前壁向外突出一个低回声，大小约2.7cm×2.5cm，边界清晰，形态规整。CDFI: 周边可见环形血流信号。低回声代表的是实性结节，根据它的形态和结节周边血流信号这些特点，超声诊断考虑为浆膜下子宫肌瘤，通俗的说法就是子宫肌层上长了一个向表面突出的瘤子。再例如：（正常描述部分略）宫腔上段可见一个中高回声团块，有蒂与宫腔前壁相连，大小约 0.8cm×0.3cm，CDFI: 内部可见点状血流信号。根据这些超声描述，超声诊断考虑为子宫内膜息肉，通俗地讲就是子宫腔里长了一个东西。

当输卵管和卵巢发生问题的时候，会在第二部分里描写。例如：左卵巢大小约6.4cm×5.5cm，其内见一个无回声，大小约3.6cm×3.5cm，边界清晰，壁薄，CDFI: 无回声内部和周边未见血流信号，无回声超声代表的是液体。超声诊断为左卵巢囊肿。通俗地讲就是左卵巢长了一个囊肿。再例如：右附件区在子宫和右卵巢见可见一个囊实混合回声团块，范围约 3.5cm×3.0cm，其内见无回声区，大小约 1.6cm×1.4cm，其内见卵黄囊回声，CDFI: 无回声周边可见丰富血流信号，PW：可测得低阻血流频谱，血流速度 PSV=21cm/s，PI:0.69，RI：0.46。超声诊断为宫外孕，考虑右侧输卵管妊娠。1.6cm×1.4cm 的无回声是发生在子宫卵巢之间宫腔以外的妊娠囊，周边包裹的是凝血块，宫外孕妊娠囊的特点是周边血流丰富，血流频谱表现为低阻力，根据包块的位置在子宫和输卵管之间，所以考虑是发生在输卵管上，通俗地讲就是怀孕怀在输卵管上了。

第三部分中盆腔最多见的问题就是出现积液。例如：子宫后方可见游离液，深度约 2.1cm，超声诊断盆腔积液。正常女性的盆腔里有少量的液体，保持各个器官之间的润滑作用，子宫后方的阴道后穹窿部位是盆腔最低的位置，有液体首先就积聚在这儿，此处液体一般深度不超过 1.0cm，在月经期和排卵期因为组织液体渗出和卵泡液的排出，此时液体量会少量增多，其余时期液体量增多都是异常情况。再例如：双卵巢未见异常，子宫右后方见局限性液性区，范围约 5.4cm×3.6cm，形状不规则，其内可见漂浮的纤维分隔，CDFI：其内未见血流信号，超声诊断盆腔包裹性积液。当炎性积液时间比较长，周围发生粘连，使液体位置相对固定，形成了这种包裹性的积液。

根据咱们上面的介绍，拿到一张妇科的超声报告单时，心里就有数了，正常的描述部分先都忽略掉，找到有问题的部分，确认是子宫还是卵巢，然后关注发生异常的具体情况，看完描述后，再看诊断，反复看几遍，还可以查一下相关的资料了解一下，或向有类似问题的朋友咨询一下，再看医生时就有的放矢，针对异常情况和医生沟通，效果肯定会好，会在和医生有限的交流时间里获得更多有价值的信息。

我们接下来看一下产科的超声报告，分成两个部分，第一部分是早孕期间（12 周以内）的报告单（图 4-9），第二部分是中晚孕期间（12 周以后）的报告单（图 4-10）。

先看这份早孕报告：子宫前位，宫体增大，宫腔内见妊娠囊大小约 5.8cm×4.5cm×2.1cm，其内见胎芽长约 2.5cm，可见胎心搏动。双附件区未见明显异常。超声诊断是宫内早孕，活胎；超声孕周符合 9 周 1 天。如果说子宫是咱们宝宝在妈妈肚子里的大房子，那胎囊就是宝宝的卧室，在整个孕期里，子宫和胎囊都是伴随着宝宝的长大而不断增长，看到胎芽并且有胎心，可以确认是活胎，根据测量胎芽的大小可以计算怀孕的周数，超声孕周就是宝宝真实的怀孕周数，对有些月经不规律和月经周期长无法估测排卵期的孕妇，医生就是用超声孕周来核对孕周和计算孕妇的预产期的。如果检查周数早，

超声所见：

子宫前位，宫体大小约 7.8cm×7.2cm×6.8cm，宫腔内见妊娠囊大小约 5.8cm×4.5cm×2.1cm，内见胎芽，长约 2.5cm，可见胎心搏动。双附件区未见异常。

超声提示：

宫内早孕 活胎
超声孕周：9 周 1 天

图 4–9　怀孕早期的超声报告单

超声测量：

名称	测值	名称	算值	名称	测值
双顶径BPD	9.8	FL/BPD	0.74	脐动脉S/D	2.02
头围HC	35.0	HC/AC	0.97	搏动指数PI	0.75
腹围AC	36.2	FL/AC	0.20	阻力指数RI	0.51
股骨长FL	7.2	体重[克]EFW	3819+/-558	羊水指数	16.0

超声所见：

胎儿胎位：头位
胎心胎动可见
胎盘：位于前壁 II+级

超声提示：

单活胎，头位
超声孕周：39 周 3 天

图 4–10　怀孕中晚期的超声报告单

还看不到胎芽，我们能在胎囊里看到一个圆形的卵黄囊结构，描述上会写到胎囊内见卵黄囊回声，卵黄囊先于胎芽出现，看到卵黄囊可以帮助超声诊断早孕。

早孕时期如果出血，在超声上的描述就是胎囊周边或胎囊下方出现液性暗区，液性区的厚度或范围的测量，超声诊断通常为宫腔积液，超声检查也是作为复查出血量变化和是否完全吸收的一个手段。

到了中晚孕后，超声报告单的内容会发生变化，包括胎儿的情况和大小的测量，还有胎盘、脐带和羊水的情况，如果有子宫肌瘤和卵巢囊肿这些结构问题也会在报告单上描写。胎儿大小测量包括四个指标：双顶径（BPD）、头围（HC）、腹围（AC）和股骨长度（FL），双顶径和头围就是相当于咱们戴帽子帽檐的那个头部切面平面的上下直径和周长，当然在超声测量时对取切面是有具体要求的，腹围是腹部特定切面的周长，股骨长度是咱们大腿骨的长度，综合这四个测量值超声报告在怀孕晚期会给出一个超声的孕周大小和估测的体重参考值，虽然这个体重上下也是有波动范围的，但实际上每个宝宝的胖瘦是很难估计的，所以有些时候会出现个别宝宝生下来体重不在估测的范围内，不说超声，就是产科医生给宝宝估重也会有误差，毕竟是隔着肚皮，每个孕妇的肚皮厚薄也不一样，宝宝体重估计在妇产科可是个难题。宝宝结构的描写，如果写的是阴性那就是正常的，如果有异常会单独写出来，例如：描写部分是胎儿头部右侧脉络丛可见无回声区大小约 0.3cm×0.2cm，在超声诊断对应的就是胎儿头部右侧脉络丛囊肿。再例如：描写部分是胎儿双侧肾脏增大，肾的正常结构消失，内部回声明显增强，在超声诊断对应的就是胎儿型多囊肾。胎盘如果没有异常就是描写位置，例如胎盘位于前壁，在晚期胎盘成熟时会写胎盘成熟度，包括 0、Ⅰ、Ⅱ和Ⅲ级。如果胎盘有异常也会单独描写，例如孕 34 周时：胎盘下缘靠近宫颈内口，未覆盖宫颈内口，对应的超声诊断是边缘性前置胎盘。脐带常规测量的是脐动脉的血流频谱，包括收缩期和舒张期比值（S/D）、搏动指数（PI）和阻力指数（RI），反映胎盘循环阻力和胎儿全身血循环改变，在孕22周之前，脐动脉血流波形变化不大，随着妊娠进展，S/D、PI和RI值逐渐下降，当胎儿缺氧时，会出现S/D、PI和RI升高，严重时会出现舒张期血流缺失或倒置。如果脐动脉血流频谱出现异常，医生会测量大脑中动脉，根据大脑中动脉PI的测值帮助判断缺氧的程度。在孕期还可能会测量的一个动脉是子宫动脉的频谱，从妊娠中期开始，子宫动脉的S/D、PI和RI逐渐下降，在出现子宫胎盘血流灌注障碍，例如孕妇患妊娠高血压综合征的时候，子宫动脉血流频谱会出现舒张早期切迹，所以妊娠高血压综合征的孕妇，医生会根据测量子宫动脉的频谱来判断子宫胎盘血流灌注的情况。最后一项是羊水的测量，在孕中期测量的数值是羊水深度，在孕28周以后测量的是羊水指数，就是孕妇平卧时，超声探头与腹壁垂直，测量以脐和腹白线为标志点将腹部划分为四个象限的羊水深度之和。羊水量如果出现过多和过少，在超声诊断里会写出来。如果有子宫肌瘤和卵巢囊肿这些母体自身的结构问题也会在报告单上进行描写和诊断。

拿到一张产科报告单，最应该关注两个问题，第一个问题是胎儿的大小，看和孕周是否符合，和上一次超声检查结果比较看胎儿生长发育速度是否正常，第二个问题就是胎儿、胎盘、脐带和羊水有没有发现结构的异常，胎儿生长发育是一个动态变化的过程，很多问题都是伴随着周数的增长才暴露出来，所以按照产检的要求定期检查是非常重要的。

听完我的介绍，对妇产科超声报告肯定有了不一样的感觉，按照我说的去看报告，然后有重点的和医生交流，相信医生都会对你刮目相看呢。忽略正常的描述，针对异常的部分查询资料，有重点的询问医生，看懂超声报告真的不难。

整本书的正文到这里就完全结束了，相信阅读完所有内容后，你对自己的身体已经有了比较深入的了解，如何保持健康的身体状态，如何去做一个自信乐观的女性，我想你肯定有了自己的努力方向。假设我们能活到 90 岁，那也就是 32850 天，站在旁观者的角度看看我们的一生其实真的很短暂，每过一天就少一天，珍惜当下的时间，认真地过好每一天，有理想有目标就去做，在追求梦想的道路上会有越来越多好的思想，也会感受到越来越多的人生快乐。

后记

敬畏生命

医学院毕业后的20多年，我的工作地点从企业医院到事业医院，再到私立医院，亲身经历了国内的三种不同医疗体制，我也一步步从一个青涩的住院医师成长为业务熟练的副主任医师。

1996年我从内蒙古医学院（现更名为内蒙古医科大学）毕业，当时留在呼和浩特市和包头市的医院是很多同学心目中的最佳选择，离开内蒙古自治区到外省意味着很多不确定的因素，而且还要向学校缴纳价格不菲的培养费。但我没有一丝犹豫，放弃了能留在呼和浩特工作的机会，在老师和同学不解的目光中，来到了北京西南郊区的北京燕山石化医院。我的决定源于我内心渴望到更广阔的空间去发展自己。一种叫梦想的东西给了我无穷的力量。

当时燕山石化的效益很好，当时有一句话是这样说的：“中国的社会主义看北京，北京的社会主义看燕化。”大企业的优势使医院的规模和设备在附近地区是最好的。我记得那年整个燕山石化共接收毕业生400多人，医院共接收医学毕业生30多人，我们400多人一起在一个大礼堂接受企业的入职培训。医院的病人大多数是企业职工和家属，也有房山区的居民。他们朴实直率，医患之间的关系也很坦诚，有什么说什么，对了错了都摆在明面上，病人信赖医生，医生也敢于在治疗上承担风险为病人付出。在工作中，同事之间勾心斗角的事情也很少。在燕化医院工作的六年是我学习和成长难忘的六年，妇产科和超声科里的医生和护士都是我的老师，当我在从医道路上起步的时候，她们给予我的包容和帮助让我终生感激。

在我的心里还有一个梦想，就是在我的医生生涯里，我要在全国一流的医院里工作，让自己磨砺和成长。毕业六年后我幸运地成为北京安贞医院超声科的一员。安贞医院是全国著名的以治疗心血管疾病为特色的三甲综合医院。在安贞医院工作的十几年中，医院病人量巨大，就如同国内其他繁忙的医院一样，每天医务人员就像工作机器一样高速运转，苦不堪言。病人看病也很困难，从挂号到看医生，每一步等候的时间都很长，但等到看医生的时候可能几句话就结束了整个看病的过程。这种繁忙高速的医疗大环境，使医患关系进入一种很紧张的状态，也正是这个阶段在全国各个地方开始频频出现了医闹和伤医事件。

在安贞医院工作的十几年中，虽然工作很辛苦，但各种类型病人见得越多，活干得越多，经验积累得越多，这十几年是我的业务能力和临床思维水平提高最快的阶段。我还记得一次值夜班，从下午 5 点到第二天早上 8 点，共推超声机器到病房做床旁超声 6 次，包括去抢救室 3 次、心外科 1 次、心外科术后重症监护室 1 次和妇产科病房 1 次，而且这些地点是分散在医院的 3 个大楼里，推着超声机器，上楼下楼，而且那晚还在门诊楼诊室看了急诊超声 43 例。在病房看病人时和来回的路上还不停地接到门诊等候病人打来催促和责骂的电话。但在繁重的工作面前，顾不上抱怨，我也能理解病人夜间看病时的紧张和焦急，能做的只有像陀螺一样工作，抓紧时间为病人检查诊断，让病人去及早治疗。在病房病人和急诊病人中有很严重的血管疾病病人，而严重的动脉和静脉栓塞疾病在夜班中更是家常便饭，一例血管超声检查下来用半个小时到一个多小时都是经常的。第二天下夜班的时候我整个人走路都是轻飘飘的，回到家倒头便睡。

在安贞医院的工作中，我发现本科学历已经不够用了，一方面是科室里新分配来的年轻同事学历最低的都是硕士研究生，另一方面在写文章和临床思维方面我也渴望有提升和进步，而且面对高级职称的晋升，学历和文章缺一不可。用原来燕山石化同事的话说，我就是一个爱折腾的。因为曾经是妇产科临床医师，在北京市开始产前筛查工作时，在 2008 年我较早的就通过考试获得了超声产前筛查医生的资质。并且在繁忙的工作下，我开始攻读首都医科大学的在职硕士研究生，在临毕业的一年多，婆婆患了恶性肿瘤，我一边工作，一边做研究生课题，一边参与完成导师布置的办班和授课工作，一边照顾婆婆，劳累和压力诱发了严重的室性早搏，那段时间吃了不少倍他乐克，之后的几年中喜欢的茶和咖啡一点也不能沾，不然就会诱发早搏。

在 40 岁那年因为长期盯着超声屏幕看，特别是看血管超声血流的闪烁，我的眼睛就花了，长期拿探头，特别是看深部血管例如较胖的病人的肾动脉需要用力按压，和很多超声科医师一样，我的肩颈部和腕关节严重劳损，疼得厉害时就靠按摩和拔罐这些方法坚持在工作岗位上。身体上的劳损还是其次，因为病人量的增多，预约后等待检查的时间长，使医院受到很大的社会压力，于是院长给主管院长施压，主管院长给科主任施压，并且是不看过程只看结果，必须降低预约等候时间。于是，我们这些原来就是工作机器的医生，早上要提前上班，晚上要推后下班，每周末必须选择加班一天，而且工作速度要提高，比如说原来可以看 20 个病人的时间必须要完成 30 个病人的诊断。更让人不安的是，经常是在诊室里看病人，外面就传来病人和我们护士的争吵，分诊的两个护士都被病人和家属动手打过，当有一次一个查前列腺的老年男性病人因为憋尿憋不住，而当时前一个病人还没做完，他对着我们一个 50 多岁的让他再等一下的女医生抡起了他的拐杖，那场景就发生在我的旁边，我止在同一个房间布帘的另一侧看病人。我深深地感觉到了不安全感，也许那拐杖下一次就会落在我的头上。因为忙，大家没有时间去安慰被打后的护士和医生，因为外面还有那么多病人在等候，大家只有工作，不停地工作，人性中的那一丝柔软和关爱也都被掩盖了。我也深深困惑延长工作时间和加快工作速度会不会影响医疗质量，甚至会增加漏诊和误诊的概率，毕竟人的精力和体力有限，人也会疲劳，疲劳后反应会减慢，会影响诊断的准确率。

我渴望安全的工作环境，我渴望正常的医患关系，我想把我知道的知识和经验有充足的时间和病人交流，我也想在工作之外还有精力能对家人微笑，关心孩子的学习，而不是每天下班后累的不愿意和家人多说一句话。我开始怀念在燕山石化工作的日子，怀念那份简单的医患关系。在 2014 年我又做了一个决定，从安贞医院辞职，在我大学老师不理解的“抱着金饭碗不要”的惋惜声中我递交了辞职申请。

等我到私立的北京新世纪妇儿医院的时候，当时的医院院长是一位年长的美国人，他对我说：“我们所做的一切就是让病人 happy。”那时我刚刚从繁忙的三甲医院出来，还不能完全理解这位美国老人说的话。可当我在非常友善心平气和的医患关系中工作了一段时间后，我知道了院长说的 happy 的深意，不但要治疗好病人的疾病，更要重视病人的感受，让病人就医的全程在愉快的情绪下进行。

等到真正进入私立医院工作后，在很多人眼中的私立医院就是环境好收费高，医疗质量差的观念彻底被刷新了，那种只停留在环境好医疗质量差的私立医院肯定是慢慢就关门了，真正能生存下来的私立医院是在不断的完善和进步中成长的。在私立医院工作和在公立医院工作不一样，你会哪些技术，你能做到什么程度，都摆在明面上，和你的收入成正比，也刺激你不断地去主动学习以保证不被淘汰，更让你的头脑保持清醒，知道自己想做什么，这和在公立医院大工作量的被动工作状态不同。每一个病人的接诊时间长，需要你有很好的沟通能力和病人去交流，也需要你有足够的知识去回答病人的各种问题。不是说到私立医院工作就是放松了，而是能更清楚地看清自己，在工作中会更加认真，并且主动地去提升和完善自己的技术。

我自己感觉到的变化是在病人的诊断上更加追求细致和准确，看病人的数量下降了但质量提高了，也有时间和精力与临床医生沟通病人的情况、随访结果，有时间查阅资料和思考分析。在安贞医院做综合超声工作时，妇产科超声只是工作的一部分，而现在在妇儿专科医院，工作绝大部分都是妇科和产科的专科超声，有以前做妇产科临床医生的经历，我对工作的兴趣十分浓厚，也能不断地发现自己的不足并及时学习完善。而且友好和谐的同事关系，和和气气的医患关系，在医院里工作的心情都是愉快的。

慢慢地，我也有时间开始客观地思考医生和病人之间的关系，如果在商业经营中顾客是上帝，那病人在医院就应该享受这样的待遇。因为有了病人，医院才有存在的价值，我们医生的成长离不开在面对各种疾病治疗时的学习，所以作为医生要好好善待每一位病人，遇到冲突时多换位思考。

医生的辛苦和奉献精神，在本书的文章里大家都可以感受到，特别是面对很多紧急情况，医生没有时间和精力解释很多，多给医生一分信任和支持，最后受益的是我们自己，相信我的话，医从性好的病人，每个医生都愿意额外地付出。

当医生的 20 多年里，特别是在妇产科这个紧张与温情交织的地方，新生命的呱呱坠地令人欣喜，血淋淋的病痛与死亡仅在咫尺之遥。当我看到病人由来就诊时的痛苦和焦虑到离开时的踏实和放松，心情每每也因为她们病情的好转而喜悦，为我的工作能实实在在地帮到人而开心。

医生作为一个需要终生学习的职业，其快乐是建立在能够真正地帮助病人上的。我们每一位医生在自己的职业生涯里都会犯错，我们所能做的就是用严谨的态度，也用不断积累的知识和经验，去提高自己的医术，努力使自己的出错概率下降。本书是以我在妇产科做临床医生时的工作经历和之后做超声医生时遇到的病例为基础书写的，希望里面的医学知识能对大家有参考价值和帮助，也希望大家在读完医院里发生的故事后对医生多一分理解，毕竟医患之间彼此的尊重和信赖是我们共同对抗疾病的最有力的力量。

在浩瀚的医学海洋里，我们目前所了解的只是一小部分，犹如世界上没有两片完全相同的叶子，即使同一种疾病每个人的表现也不尽相同。还有很多人类的疾病和痛苦等待我们去探索和攻克。面对病人，没有高低贵贱之分，面对生命，我们唯有用心呵护。

敬畏生命！

三叶秋

2019 年 11 月

参考文献

[1] 谢幸，苟文丽 . 妇产科学 [M].8 版 . 北京：人民卫生出版社，2013.

[2] 刘新民 . 妇产科手术学 [M].3 版 . 北京：人民卫生出版社，2003.

[3] 特文宁，麦克休，皮林 . 胎儿产前诊断教程 [M]. 李胜利，戴晴，李辉，等译 .2 版 . 北京：人民军医出版社，2009.

[4] 谢红宁 . 妇产科超声诊断学 [M]. 北京：人民卫生出版社，2005.

[5] 李胜利 . 胎儿畸形产前超声诊断学 [M]. 北京：人民军医出版社，2012.

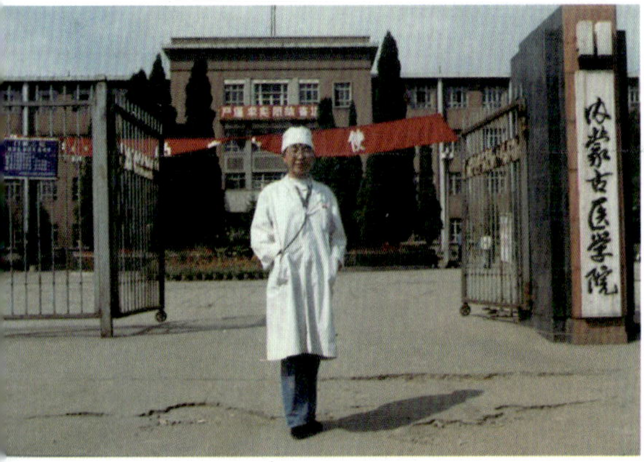

1996 年作者在产房工作时的照片（一）

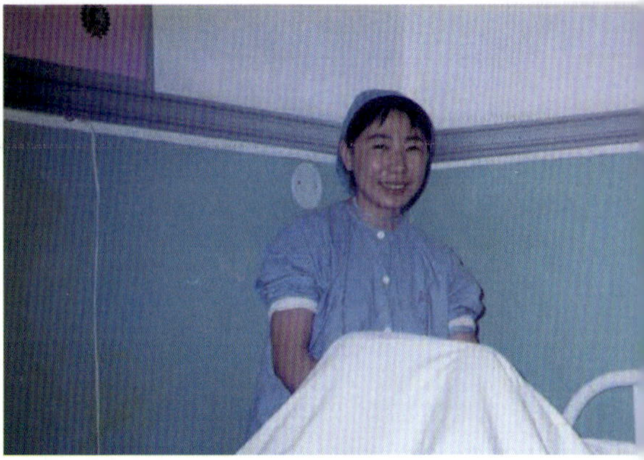

1996 年作者在产房工作时的照片（二）

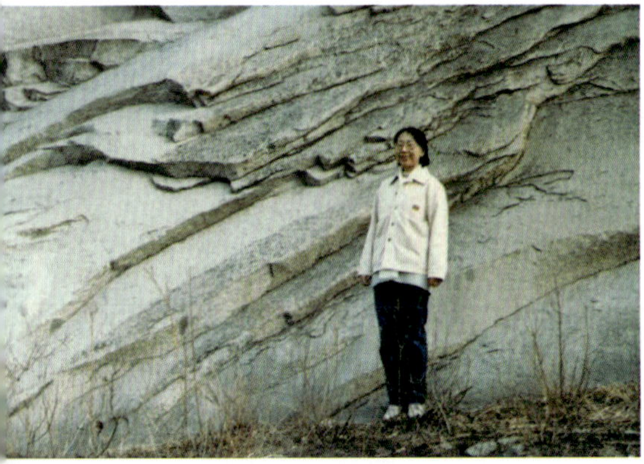

1997 年作者在妇科病房工作时的照片（一）

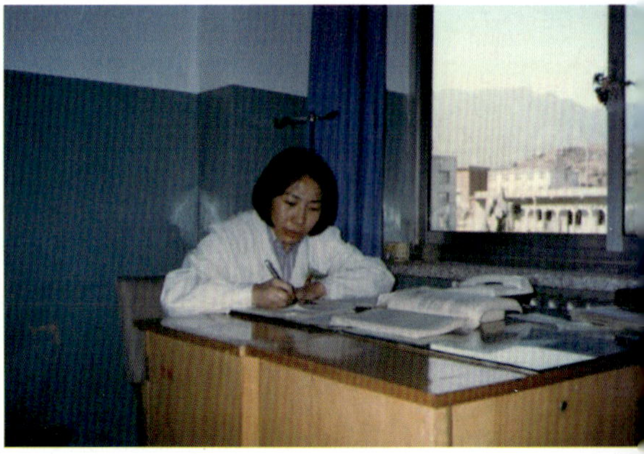

1997 年作者在妇科病房工作时的照片（二）